看護師という生き方

宮子あずさ Miyako Azusa

★――ちくまプリマー新書
201

まえがき

この本は、これから看護師になりたいと思う人のために書きました。

看護師という仕事は、すでに別の進路を歩んでいた人が、一念発起して選び直す仕事としても人気があります。この背景には、長引く不況による求人の減少も関連しているでしょう。今も昔も、長く働ける安定した仕事として、この仕事を選ぶ人は少なくありません。私も実はそのひとりでした。多くの人が考えるほど、特別な仕事ではないのです。

実際、看護師は長く働ける仕事です。ただ、職場によって看護師の年齢層に大きな違いがあって、患者さんの出入りが激しいいわゆる急性期病院では、若い看護師が多い傾向があります。

理由は、医療処置が多く、患者さんの病状も不安定で、長時間労働になりやすいからです。ただ、これを問題と考え、残業を少しでも減らそうとする動きもあります。いつまでもこうした状況ではないかもしれません。

一方、定年まで働くのが当たり前の職場もあります。今私が働いている精神科病院は、定年が六三歳。仕事は定時で終わるのが基本です。そして、多くの人が定年後も非常勤で働いています。

さらに、ここを定年した人が、集まっている……という噂《うわさ》の病院もあります。そこでは八〇代の看護師がいるそうですから、驚きです。

看護師に制度上の定年はあっても、それを越えた働き方もできるんですね。長く働きたい人には、まさにお勧めの仕事と言えるでしょう。

また、看護師という仕事は、働く人の人間性に強く働きかけます。そのため、看護師になる時点から、特有の人生を生きることになります。

仕事は仕事、と割り切った見方もありますが、仕事には、それを続けることで培われる考え方や、暮らしのパターンがあるのも事実です。特に看護師の場合は、交代勤務や病む人とかかわるという特殊性があります。

私は二四歳になる年から二二年間、都内の大きな病院に勤めました。そこで内科を九年、精神科を一三年経験し、途中数年は緩和ケア病棟も兼務しています。最後の七年は管理職もしました。私も、看護師として二十余年を過ごすうちには、「看護師っぽさ」をたっぷりと身につけていることでしょう。

看護師になることは、看護師という集団に属することであり、看護師としての人生を引き受けていくことでもあります。そしてそれは、いささかやっかいな事態でもありますが、どのような看護師っぽさを、そしてどのような人生を引き受けていくかを最終的に決めるのは、あなた自身なのです。

この本には、私自身が引き受けてきた看護師としての人生を描いたつもりです。その意味で、すでに看護師として働き、看護師としての人生を再考している方にも、手に取っていただければと思っています。

看護師としての人生を選ぶにあたり、この本が何かのヒントになれば、こんなにうれしいことはありません。

なお、文中に出てくるカタカナの名前はすべて仮名です。事例は個人情報保護に配慮し、人物が特定できないよう工夫して書いています。

目次 * Contents

第2章　私が看護師っぽくなるまで……65

本文・カバー　イラストレーション　高野文子

第1章

看護師っぽい人

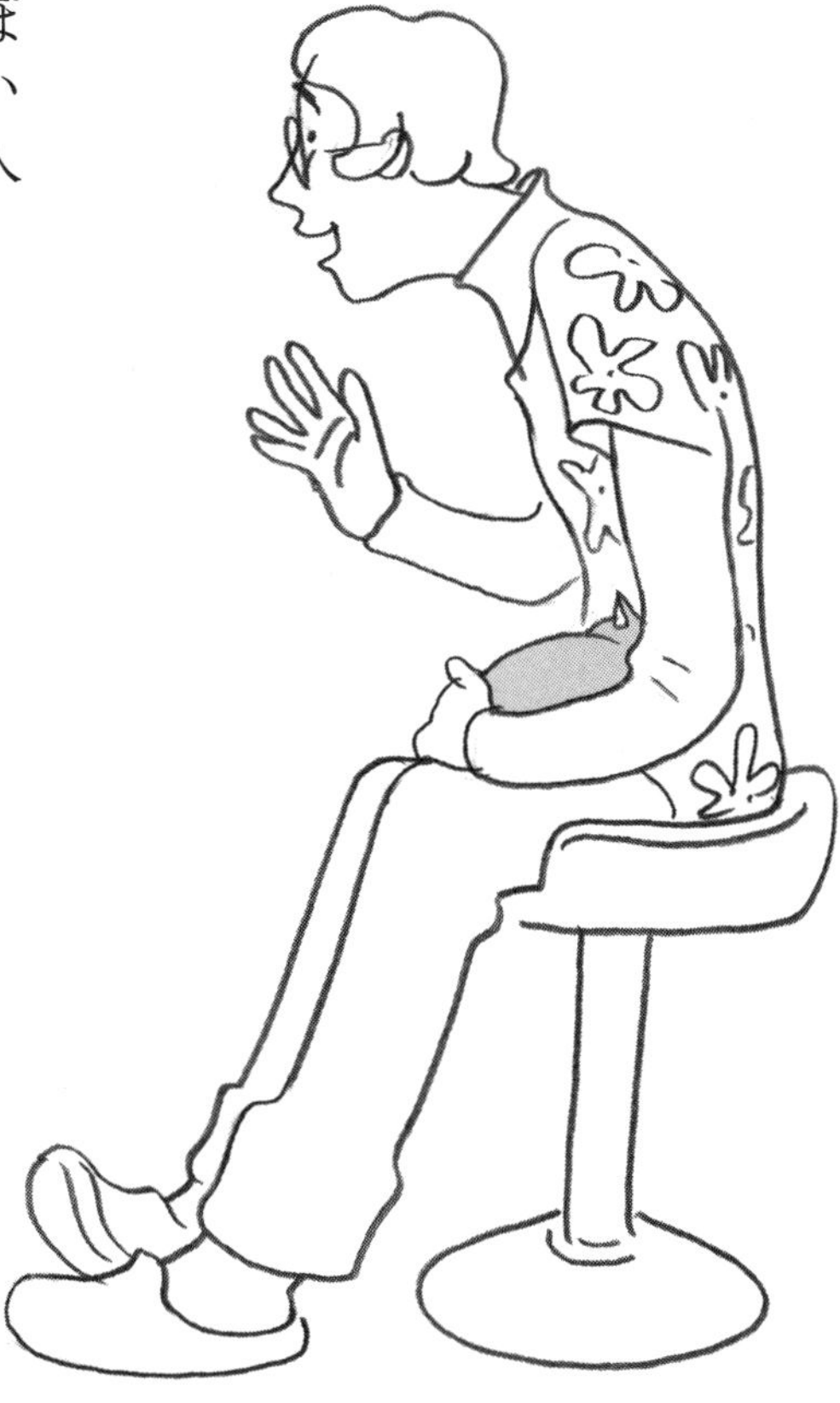

看護師という仕事は、働く人の人間性に強く働きかけ、特有の人生を生きることになります。平たく言えば、看護師として働き続けていくにつれて、看護師はみな看護師っぽくなっていきます。これには例外はありません。なぜなら、人間の元からの形が変わるくらい、練られてしまう仕事だからです。

つらいことばかりではないのですが、かなり刺激が強く、言わば取扱注意な案件が多いのは事実。これに対処するうちに、その人なりの対処の方法が身につき、その人なりの看護師っぽさが育つのでしょう。

ただ、看護師っぽくなっていくのは共通でも、その看護師っぽさの中身は人によって異なります。ですから、看護師がみな同じようには見えません。ここが外から押しつけられる「○○らしさ」とは決定的に違う点です。

ではこれから、私が身につけた看護師っぽさについてお話ししましょう。

1　裏紙の魔力

◆驚愕の発見でした

私が看護師として働き出したのは、一九八七（昭和六二）年から。二〇一三（平成二五）年三月末の時点で、経験年数は丸二六年になります。看護師になったのが二四歳になる年ですから、もう人生の半分以上を看護師として過ごしているわけで、看護師になっていない自分はイメージできません。

その一方で、最近「ああ、自分のこういうとこって、看護師でなければあり得なかったよね～」と思うことがあります。最近一番強くそれを感じたのが、こんな場面でした。

私は看護師としての自分の体験を人前で話す機会があります。その多くが同業者やその予備軍を対象としており、たとえば病院の研修会や、看護学校の卒業式や戴帽式などのイベントでお呼びがかかります。

ちなみに、戴帽式とは、実習に出る前の看護学生が、ナースキャップをもらう式典。

ナースキャップがない病院が増えた今でも、形を工夫して行っている学校も多く、一〇月あたりに行われています。

学生さん相手では、多少は教育的でなくちゃと話す内容に気を遣いますが、同業者となると、わかり合える安心感がぐんと広がります。私自身も「ねえねえ、聞いて！」という気持ちで話すうち、思わぬどんぴしゃな言葉がわいて出てきたり。この場の中でアドリブが次々展開するのって、まさにライブの感覚かもしれません。

ある日、同業者を対象とした研修で、お話ししていた時のこと。パワーポイントで作ったスライドをプロジェクタに映すためパソコンを操作しながら、予《あらかじ》め紙に打ち出してきた資料を横目で見て……と、かなり気を遣って壇上にいました。

こうした時、手元の資料は、なるべく片面打ち出しにするのが、私のやり方。なぜなら両面打ち出しだと、めくって、裏返してという、手間が余計にかかるからです。

そして片面打ち出しには、必ず裏紙を使います。これは私の性分。なんかね、こういうとこが、すごくみみっちいんですよ。使ったら捨てるものに新しい紙を使うのが、資源の無駄遣いな気がするんです。

それで、壇上で何回か資料をめくっていると、ある時、裏紙の文字が目に飛び込んできました。確か、送られた書類についていた形式通りの挨拶文。「平素お世話になっております」みたいな出だしの、言ってしまえば、つまらない文章です。

これをきっかけに、私は裏紙が目に入るようになります。でも、ちゃんと話はしている。聞いている人の反応を見て、パソコンの画面を見て、資料の表を見て話し、ページをめくる時には、ちゃんと裏紙を見ているわけです。

これは驚愕《きょうがく》の体験でした。楽しく話してはいても、やっぱりかなりの緊張はしていますからね。資料を両面に打ち出さず、片面打ち出しにこだわるのも、妙な間が空かないように、とか配慮はしているんですよ。

なのに、どうしようもなく、裏紙に目が行ってしまう。無理に見ているのでもなく、自然に目に入ってしまうんです。また、そもそも裏紙は、用済みだから裏紙になっているわけです。

だから、たいていはつまらない。何しろ「平素お世話になっております」。なのに、壇上という場に来たがために、俄然私の目を引く存在になってしまったんですね。

そんな自分の目を意識した時、私は「ああこれこそ、看護師っぽいものの見え方だなあ」と思ったのでした。

◆「看護師っぽいものの見え方」とは

私が自覚した「看護師っぽいものの見え方」。これをまとめると、以下のようになります。

1　場違いなものであるほど、目が吸い寄せられる。
2　そんな自分を自覚し、ものすごく滑稽に感じる。
3　にもかかわらず、その場での行動には何ら影響がない。

裏紙の魔力にとりつかれた壇上の私は、この三つを完全に満たしていました。
そして、これに類似する経験は、いくらでも思い起こせます。

事例1　心肺蘇生をしているベッドの隣で、桃の缶詰の空き缶にうんこをした認知症の女性

私が新人時代働いていた内科病棟は、常にばたばたしている所でした。このばたばたには命に関わるものとそうでないものがあり、それがしばしば同時進行で起こるのです。

この時も、ナースステーションから一番近い、女性部屋がこの状態でした。病室は四人部屋。どの人も目が離せない患者さんばかりです。

ただ、「目が離せない」理由は一つではありません。四人の患者さんのうち、二人は病状が悪く、いつ急変するかわからないので目が離せない。後の二人はそれぞれ認知機能の低下があって、いわゆる認知症の状態。何をやらかすかわからないので、目が離せないのです。

その日の昼過ぎ、病状が悪いひとりの女性が、急変しました。今ならば安らかにお看取りをするであろう、高齢の女性。けれども今から二〇年以上前には、家族が来るまでは蘇生《そせい》し、判断を待つというのが、おきまりのパターンだったのです。

この時も、大勢の医師と看護師が集まり、やれ酸素だ、人工呼吸だ、心臓マッサージ

いたのです。

だと、たいそうな騒ぎになりました。当時まだ二年目くらいだった私は、その場に立ちすくむばかり。大した手出しもできず、それでも動かねばと焦り、まさに右往左往していたのです。

ちなみに、大部屋で急変があった時には、なるべく個室に移します。しかし、空いていなければやむなくその場で対処する場合もあり、この時もそうでした。

不幸中の幸いは、状況がはっきりわかる人が同室にいなかったこと。それでも、最低限の配慮として、看護師はベッド周囲のカーテンを引いてから処置を始めます。この時も、処置が行われているベッドのみカーテンをオープン。他の三つのベッドは周囲のカーテンを引き、なるべく見えないようにして処置が行われました。

すると隣のベッドから、「ごそごそごそ」のあと「とん」。人が床に降り立った音がします。隣の患者さんは、確か九〇歳前後で、当時は「痴呆《ちほう》」と呼ばれた、認知症が激しいサクマさんという女性。ふらつく足で徘徊《はいかい》しては転倒を繰り返すので、少し前からこの部屋に移ってきていたのです。

この音を聞いた瞬間、私は心の中で、「ああ、また徘徊を始めなければいいなあ」。けれども、関心は急変している患者さんとその周辺に集中していますから、すぐに頭は救命一色。ところが目の端に見える隣のカーテンと床の間からは、彼女の色黒の細い足が見え続けていて、何となくそちらにも目が行くのでした。

そして、そのまましばらくすると、足のそばに何か円筒形のものが置かれ、そこに彼女がお尻をまくって上からかがみ込むのが見えました。「なんだ～？」と思って目をこらした瞬間、ものすごい排泄《はいせつ》音！

後からわかったことには、サクマさんは桃の缶詰の空き缶にしゃがみ込んで、うんこをしていたのでした。それはいわく言い難い、おかしな光景だったと言えます。あの時の音、におい、気配……。二〇年以上の時間が過ぎても、不思議なくらい鮮やかに思い出せるのです。

蘇生をしていた患者さんは、結局亡くなりました。後でその場に居合わせた看護師同士で話をしたら、実に多くの人が、あの決定的瞬間を見ていたのには、びっくりしましたね。

場違いな光景に、目が釘付けになり、そんな自分の滑稽さに気づきながらも、そのまま何もなかったように蘇生をしていた私たち。本当に看護師っぽさ全開でがんばったんですねえ。

それだけに、みんな見ていた、とわかったらもう、笑いが止まりません。ナースステーションの奥の方に隠れて、声を潜め、涙を流してみんな笑い続けました。

事例2 財布を取られる妄想から「がま口返せ」が最後の言葉になった男性

二六年の看護師生活の中で、私は多くの亡くなる患者さんと関わってきました。その数は、五〇〇人を超えそう。改めて考えると、すごい数だと思います。

初めて配属された内科病棟には九年いたのですが、年によって大きく違いがありながらも、多い年では五〇人程度の患者さんが亡くなりました。その後一三年間働いた精神科病棟では、亡くなった患者さんは数人。ただし、ここと、緩和ケア病棟の看護師長を兼務していた時期が数年あり、この間は、毎年一〇〇人前後の患者さんを見送りました。

緩和ケア病棟は、進行したがんの患者さんを専門に受け入れる病棟です。病状を知った上で、自ら選んで入ってくる患者さんが多く、最終的には亡くなるまで関わりが続きます。

このように、多くの死を見てきてわかったことのひとつが、「その人の最後の言葉」というのは、めったに特定できないものだ、という事実です。ドラマや小説では、死の床にいる人が、居合わせた人に何かを言い残して亡くなる、というのがひとつの型。でも実際は、なかなかそうはなりません。

それというのも、患者さんの多くは、死が近づくにつれて、意識が段々低下していく場合が多い。最後の方になると、言葉というより発語。そんな感じなんですよね。残念ですが、それが現実です。

けれどもごくごくまれに、あれが最後の言葉だった、と明確にわかった患者さんもいます。その数少ない記憶の中でも強烈な印象が残ったのが、ヨシノさんという男性。彼は、八〇代半ばの、ギラギラした感じの人でした。

ヨシノさんは心臓が悪くて入院していましたが、食事がむせやすく、しょっちゅう肺炎を起こしては、退院が延びていました。全体としては老衰。どのタイミングで家に帰すか、主治医も悩み、結局機を逸してしまいました。

高齢者の常で、入院が延びれば延びるほど、彼の身体は動かなくなり、認知症も進んできます。半年前入院してきた時は、頭がしっかりしていたのですが、今では被害妄想が出てきて、ほしいものがそばにないと、「家族が盗った」と言い募るようになってしまいました。

夜中もナースコールしてきては、「タロウ（ひとり息子の名）と嫁がさっきここに来て、がま口を盗んでいった。呼び戻してくれ」などと言って、引きません。やがては、ベッド柵を叩き、「が～ま～ぐ～ち～か～え～せ～」とお経を唱えるように言い続けるので、看護師一同、困り果てたものです。

そんなヨシノさんの病状がいよいよ悪くなり、病室に家族が集まるようになりました。眠っている時間が徐々に延び、やがて意識が混濁していきます。衰弱と共に再発した肺炎も治らず、さらに衰弱が進みました。

そして、今日か明日か、という病状になった時、私は家族から「呼吸が苦しそうなんです」と呼ばれ、病室に入りました。「苦しいですか？」と声をかけると、彼は一瞬はっきりと目を開き、何か言葉を発しようとします。

ヨシノさんを取り囲むように集まった数人の家族。彼の衰弱はかなり進んでいて、明らかにその時は近づいています。みんな涙ながらに、「おじいちゃん！　何が言いたいの？」「俺たちここにいるよ！」。

ところが、彼の口元はといえば、明らかに「がま口返せ」と動いているではありませんか。この期に及んで。まったく、なんてことでしょう……。いやいや困った。これだけは知られてはいけない。そう、私は固く心に決めました。

心やさしいひとり息子・タロウさん夫婦も、「おじいちゃん！　がんばって」と手を握っています。なのに、ヨシノさんの口元は、例の言葉を繰り返すばかり。彼には悪いのですが、発語がはっきりしなかったのが、せめてもの救いでした。

やがてタロウさんは私に聞きました。「父は、何が言いたいんでしょう？」。家族の目が私に注がれます。「私にもわかりませんが……。皆さんがいるので、お父様は心強いと思います」。

この時の私の気持ちを言葉にすれば、「神様ごめんなさい。私はうそをつきました。でも、天国の席は確保してください。看護師とは、こういう商売なのです」ってところでしょうか。

しばらくしてヨシノさんの意識はなくなり、「がま口」の連呼も失われました。彼の口元に気づいてしまった瞬間の驚き、そして気づいてしまったがゆえに、自分を含めたその場に感じる滑稽さ。でも、死にゆく彼への思いは皆それぞれにあって、私はそれを外から眺めたり、巻き込まれたりしながら、その場にいるのです。

◆「見えてしまう」のは「人間」なんです

この二つの事例は、いずれも非常にシビアな場面で、場違いな何かが起こったのが出発点です。事例1では、桃の缶詰の空き缶にされた排泄であり、事例2では、「がま口返せ」のリフレインでした。

どちらの場合も、「よりにもよってなぜ、このタイミングで?」と脱力するような出来事と言えるでしょう。それは別に私がへそ曲がりだから見えるのではなく、出来事の方から視界に飛び込んでくる。つまり、「見る」ではなく、「見えてしまう」。まさに、壇上でついつい裏紙が見えてしまい、そんな自分がおかしくなる。そんな感じなのです。

日常的な場面でも、「裏紙が見えてしまう」的な見え方はあり得ます。たとえば、電車の中で、向かいに座っている男性がどちらも日経新聞を読んでいる。なのに、隣の人の新聞をのぞき込んで、じっと読んでるのを見ると、ものすごくおかしい。さらにおかしいのは、のぞかれている方も、相手の新聞をのぞき見ているんですね。

要するに、互いに相手の新聞を読んでいるんですよ。ほんと、自分のを読めば良いのにね。こうした場面を見ると、「ああ、人間ってこういうもんなんだろうなあ」と不思議に得心がいくんですよ。「あるある、こういう場面！」。

ほかに具体的な場面を思い出そうとしても、意外に思い出せないんですが。でも、この既視感は、絶対に今までにもあった、そしてこれからもあるだろう、という確信に結びついています。

つまり、裏紙が見えてしまうように私に見えているのは、人間の本質に関わる一部分。それは枝葉で、その部分をいくらつないでも幹にはなりません。でも、そこには確実に「人間ってどんなものか」が現れているんですよ。

モダニズム建築の建築家、ミース・ファン・デル・ローエはディテールの大事さを表現して、「神は細部に宿る」と言いました。看護師・宮子の見方では、「神は裏紙に宿る」。思わぬものが見え、そこから人間まで見えてしまう、自分の中の看護師っぽさ。これなしに私はもう、生きることを味わえないと思います。

2　必死は滑稽

◆必死の究極は心肺蘇生

ところで、私が自分のこうした「見えてしまう」体験を、「看護師っぽさ」として捉えるのは、多くの同業者と（しばしば大笑いしながら）話す中で、「みんな同類だなあ」と感じたからです。

それが最も典型的に現れるのが、急変時に起こるおかしな出来事です。特に心肺蘇生を伴う場合は、そこにいる人すべてが、必死さマックスの心境にあります。誰もが冷静さを失いますが、医療者は、助けようとする熱意が行きすぎるがゆえの、珍妙な状態に陥る場合があります。

事例3　ベッドに飛び乗り、患者さんの顔にお尻を向けて心臓マッサージをしてしまった熱血研修医

以前一緒に働いた男性の研修医・Dr.ヒロセは、元から熱血漢。それが急変になるとさらに熱くなるので、時に人として越えてはいけない一線を越えてしまいます。ある時八〇代の小さな女性が、呼吸停止しているのが発見されました。すぐに蘇生が始まると、彼はベッドに飛び乗り、患者さんに馬乗りになって、渾身《こんしん》の心臓マッサージ。それもなぜか、彼のお尻は、患者さんの顔に向けられていたのです。

それを見たベテランの医師は、思い切り彼のお尻を叩き、「おい！　もう少し冷静にやれ！」。本当にその通りでした。家族が駆けつける前に、彼が正気に返ってくれて、良かったと思いました。

それにしても、なぜDr.ヒロセは、逆向きにベッドに飛び乗ってしまったのか。もう、コーフンしていたからと言う以外に、理由は見つかりません。ある日再びベッドに飛び乗った彼は、失禁されていた大量のうんこに足を突っ込み、膝から下がうんこまみれ。そのまま廊下に便のあとをつけながら歩き回り、周囲を困惑させた後も、そのくせは直

りませんでした。

「急変だ、心臓マッサージだ！」となると、反射的に、膝が屈伸してベッドに飛び乗ってしまう。これはもう、パブロフの犬のような、条件反射だったのかもしれません。

事例3は、話す時に気を遣うタイプの話。聞いた人によっては、「救命を優先して人間の尊厳を踏みにじる」非人間的な医師の話として、怒りの対象になるでしょう。「だから今の若い医師は」。そんな批判に油を注がぬように、と思いながらも、どうしてもしたくなってしまう話なのです。

なぜなら、熱血研修医のDr.ヒロセは、時にどん引きさせられながらも、憎めない人でした。常識がすっ飛ぶ閾値《いきち》が低く、容易に常軌を逸してしまうのですが、性根は決して腐っていませんでした。

長年この仕事をしていると、常に常識的に振る舞う能力には長けているけれども、性根が腐っている、という人とも出会います。これはあくまでも私の感覚ですが、高齢者の蘇生にはハナから熱心でない若い医師が、私は怖くてなりません。

もちろん、何ごともやり過ぎず、やらな過ぎずがいいのです。でもそんなちょうど良い塩梅《あんばい》なんて、すぐに身につくものではないでしょう。経験が浅いうちは、どちらかに偏ります。

だったら、命の見極めについては、若いうちは、とにかく助けねばとやり過ぎるくらいであってほしい。それが私の考えです。なぜなら人間は経験を積むにつれて、「やってもダメ」の無力感にとらわれていくのですから。スタートから冷めていては、末恐ろしいですよ。

積極的延命を望まない人が増えてくると、医療者は常に、やり過ぎないようにばかり気を配ります。これはこれでちょっと怖いよな、と思いますので。私はほのかなつかしみを込めて、熱血研修医の彼について、語りたくなるのです。

◆ズラは必死と滑稽の象徴

看護師っぽい者同士が、看護師っぽさ全開で話す、看護師っぽい話。ここには、必死な場面で、必死に滑稽なことをしてしまう、人間の姿が現れています。

仲間内でこれができるのは、非常に精神衛生上よろしいのです。この機会に恵まれていたからこそ、私はずっと働いてこられたのでしょう。本当に私は、仲間に恵まれています。

一方で、それらが見えてしまうつらさだって、ないわけではありません。しかし、年を重ねると、深刻に嘆くより、大笑いする方が、実になる気がしてくるのですよ。嘆くより笑え。あるいは、嘆きながら笑え。これが、私の好きな看護師っぽさのひとつです。いろいろな病院の看護師と話す中で、一番笑いを共有できる話題のひとつが、いわゆるズラの話。急変時に限って、ズラにも異変が起こるんですね。「こんな時に限って」と思うそばから、「こんな時だからだよな」と心の中で納得する、「必死は滑稽」の真髄がここにはあります。

事例4　急変時、床に落ちた患者さんのズラを踏んづけた、ダンディなズラの医師

実はズラの話を初めに提供するのは、常に私です。これはその筆頭の話。ある時、私

は高齢の女性患者さんの急変の場面に居合わせました。

その女性はサエキさんといって、八〇代でしたが、とても元気な方。その時は抗がん剤の治療のための入院でした。急に意識消失し、すぐに心筋梗塞とわかりました。これはもう、とことん救命しなければなりません。「事例1　心肺蘇生をしているベッドの隣で、桃の缶詰の空き缶にうんこをした認知症の女性」の場面のごとく、人が集まり、わっさわっさと処置が始まったのです。

サエキさんは元芸者さん。長年日本髪を結っていたため、頭のてっぺんが薄くなっていました。おしゃれな彼女は、それを隠すため、いつも部分カツラをしていたんですね。心臓マッサージの振動でそれが段々ずれ、気管内挿管のために顎をぐっと持ち上げられると、頭が下がって、ついに床に転落してしまいました。

この時、気管内挿管をしていたのは、とてもダンディな中年の男性医師・Dr.ノグチ。彼は、処置に集中しているため、足下になど気が行きません。無慈悲にもサエキさんの頭から落ちた毛の塊は彼に踏まれてしまいました。ついつい私は「ノグチ先生、カツラ！」と声を上げ、その瞬間皆の視線が私に刺さりました。

あまりの間の悪さ。Dr.ノグチは、なんとズラだったのです。狼狽《ろうばい》した私は言いました。「違います！　患者さんの、カツラ！」。

今にしてみれば、本当に言わなければ良い一言でした。特に「違います」。何が違うんだ、って話ですよね。私はサエキさんが集中治療室に移るまで付き添いましたが、彼の顔は見られませんでした。

この話には、伏線があります。そもそも彼がズラであることは、周知の事実でした。知られていないと思っているのは、本人だけ。ある曜日の午後、彼とは絶対に連絡がつかない時間帯があって、そこは彼の「ズラのメンテ日」と固く信じられていたのです。

確かにある時期から、彼の毛髪は急に増え出しました。どこでどのようにかはわかりません。でも、少しずつばれないように、ズラのボリュームを増したのではないでしょうか。少なくとも、当時はそのようなストーリーが院内で行き渡っていました。

そして、ある時期から、彼の髪は明らかに盛《も》り過ぎに——。彼はとってもダンディな人だったので、切実に増やしたかったんだと思います。でもやっぱり、過ぎたるはなんとやら。

本当に人間って悲しい。盛り上がり過ぎた髪に息をのみながら、私は「誰か止めてあげて」と真剣に願っていました。

今にして思えば、そんなことを考えているから、あんなことになったのかもしれません。ズラを笑うものはズラに泣くのです。

事例5 うつの時は極度にズラを隠し、躁になるとつるっぱげで人前に出てくる男性

精神科病棟で働いていた時、六〇代後半の男性・トミタさんがひどいうつ状態で入院してきました。彼は脳卒中の後遺症のため、元から少し身体の動きが悪く、うつになると、いよいよ動けなくなってしまいます。

こうなると入浴も自分ではできないので、私たち看護師が手伝っていました。ところが彼は入浴介助は受けても、洗髪だけは固く拒否。タオルを頭に巻き、いくら洗髪を勧めても、それだけは絶対外さないのです。ほどなく頭がズラだということに気づいた私

たちは、そのことには触れず、ボディウォッシュだけを手伝うようにしました。

トミタさんの所には、週末になると、奥さんが面会に来ます。その時、何やら頭のことをやっている気配があり、私たちはすべてそちらは、ご家族にお任せでした。

ところが長らくうつ状態だった彼は、徐々にそこから回復すると、一気に躁《そう》状態に移行。精神科の治療の難しさを垣間《かいま》見る経過をたどりました。

ある晩私が夜勤で働いていると、ナースステーションに見知らぬお坊さんのような男性が来ました。頭はつるっぱげ。驚いて目をこらすと、それは間違いなく、トミタさん。動きもスムーズで、前の週まで入浴介助を受けていたとは思えない、身のこなしでした。

「眠れないんですよ。ほっほっほ。眠剤をください。ほっほっほ」。こわいくらいの上機嫌で、彼が笑うのを見たのも、その時が初めてでした。

こうした躁とうつがはっきりしている病気を、双極性うつ病と言います。躁の時にいろいろやらかしたことを、うつで自責する。これがこの病気のパターンです。彼がつるっぱげのまま歩き回る今の行動を覚えていたら、うつの時には、恥ずかしくて死にたくなるかもしれません。本当に、大変な病気だと思いました。

これは急変時の話ではないのですが、ズラというものがそれを使う人にとって、どれだけ大きな存在かを思い知った場面でした。今更ながら、それはその人の人生と身体の一部。ズラそのものが必死な存在なのです。

そう思ってこれまでの体験を振り返ると、こんな場面もありました。

事例6　看護師一同が、外れたズラからただならぬ状況を読み取った男性

内科病棟で夜勤をしていた時のことです。夜勤は三人で、私が一番経験の浅い看護師でした。その日は具合の悪い患者さんが多く、先輩看護師は常に患者さんの所を巡視していました。

明け方、病室を回ってきた先輩がナースステーションに戻り、そこにいた私ともうひとりの先輩に、叫ぶように言いました。「クボタさんのカツラが外れてる！　ダメかもしれない！」。

すぐに戻ってきた先輩は当直医を電話で呼び、入れ替わりに私たち二人が救急の一式

を持って病室に行きました。するとそこには、誰も見たことがない、ズラがはずれたクボタさんが、既に呼吸のない状態で横たわっていたのです。

彼は七〇代の男性で、とても粋な方。日頃から着物を着ておられたそうで、パジャマよりも浴衣を好んでお召しでした。具合が悪くなってからも、常にズラを外さず、身ぎれい。家族の方も気を遣っていたようです。

そんな彼のズラが外れているとなれば、答えはひとつ。亡くなる時以外にありません。私たち三人は皆、同じことを思い、覚悟しながら病室に急いだのです。

クボタさんは進行したがんで、ご自分もそれをご存じでした。「亡くなる時は自然にまかせてほしい」。平成の初めとしては珍しく、はっきりした意思表示をしていたのです。

病状は悪いながらも安定していたので、その日の夜、とは誰も思っていませんでした。けれども、病気が病気ですから、いつその日が来ても不思議はありません。連絡がついたご家族も改めて蘇生はしないで欲しいとおっしゃったので、そのままご家族の到着を待つことに。ズラは、誰が戻したのか、その時にはちゃんと整えられていました。

今こうして書きながら、自分も興味深いのは、クボタさんにおいては、ズラそのものに、滑稽さがみじんもないことです。彼にとって、ズラは完全に身体の一部。そこにはなんらコメントできる余地はありません。

ですから、予め言葉にはしなくても、私たちは暗黙の了解で、「クボタさんは生きている限りズラと一体化している」と確信していた。それが外れたのですから、生きている彼はそこにいないと、皆がわかったのです。

このわかり方は、改めて考えるととても滑稽で、核心をついています。それだけにものすごく看護師っぽい。何がその人にとって大事かを理解し、それをありのままに受け入れているからです。

そう、自分が大事にしているものの重さは、なかなか人には伝わらないものです。ここまではズラの話でしたが、それが別のものや、形にならないもののこともあります。たとえば母とのやりとりでも、似たような気持ちになったことがありました。

事例7　死を覚悟した母が私に言い残そうとした、ものすごく大事なこととは……

二〇一二（平成二四）年四月に八〇歳で亡くなった母は、肺気腫と膠原病《こうげん》を患い、何回か生死の境をさまよいました。

亡くなる一〇年ほど前、母は感染症をきっかけに呼吸がかなり悪くなり、当時私が勤めていた病院の集中治療室にいました。病状は悪く、人工呼吸器をつけるかつけないかの瀬戸際でした。そして死を覚悟した母は、私に「あなたにこれまで隠していたことがある」と前振りをし、ある告白をしたのです。

それは、卒業した慶応大学は、補欠入学だったことでした。酸素が送られる音がシューシューする中、最後の言葉になるかもしれない、と覚悟しての告白が、補欠入学ですよ。

酸素マスク越しに聞いた告白のちっちゃさに、脱力しつつ、私は「私もきっと、こういうくだらないことを言うんだろうなあ」と不思議に納得してしまいました。

結局のところ私は、脱力しながらも、母が最後にどうしてもそれが言いたかった、という事実を理解したのです。それは母にとっては、言わずには死ねないくらい、大事なことだったのでしょう。

この理解も、私の看護師っぽさが現れています。何よりまず、そこに現れている心境を理解する。その心境に自分が共感できるかは、全く別の問題であり、それはよほどのことでない限り、棚上げできてしまうのです。

3　やさしくあるための闘い

◆人の世の闇も見えちゃう仕事

看護師は常に離職が多く、それが社会的な問題になる仕事です。それはとてもありがたいのですが、私はちょっと申し訳ないような気もしているのです。

その理由は……。

1　辞めるのは次の仕事があるから。
2　離職が多くても話題にもしてもらえない仕事の方が多いから。

この視点から見ると、看護師って、他の多くの職種に比べて、恵まれているんじゃないでしょうか。

ちまたでよく聞くパワハラの問題だって、根っこは「嫌でも辞められない」から、耐えるしかないわけです。看護師の世界だってもちろんパワハラはあるわけですが、辞めても次の仕事がありますからね。もちろん給料や役職は下がるでしょうが、ひとりで食べられないことはありません。それだけでも、恵まれているのではないでしょうか。

世間の目って、いつどう風向きが変わらないとも限りません。移り気な世間がこれに気づいたら、手のひら返しにあうんじゃないか。へそ曲がりの私は、それがものすごく心配なのです。

だからあまり、いい気になっちゃいけません。世の中には報われない仕事、つらい仕事って山ほどある。それを忘れないようにしなくちゃと、自分に言い聞かせています。

ただそう言いながらも、私は看護師には看護師特有のつらさがあるとは感じています。その一番は、社会の裏側、人の世の闇……要は、きれい事で済まない現実が、嫌と言うほど見えてしまう、ということなんです。

私の場合、つらさと言えば、もうこれひとつだけ。これに尽きますよ。待遇や、人間関係などの問題は、深刻さの度合いこそ違え、働く以上避けては通れない話。「看護師してて、ここがつらい！」のツボは、人の世の闇が見えてしまう点にあります。

それはたとえば、以下にお話しする、こんな場面です。

事例8　統合失調症の息子を所払いし続けるよう病院に依頼する両親

精神科病院の外来に通院している、三〇代の男性・カシマさん。発病は一〇代後半で、激しい家庭内暴力が見られていました。

そのため、両親は彼を恐れ、一時は一切拒絶。数年の入院を経て、症状が安定しても、両親は彼の退院を拒み続けました。

それでも、カシマさんの強い希望と、病院側が引き続きフォローすることを両親に伝え続け、彼はようやく退院。現在、病院近くのアパートから作業所に通い、生活保護を受けながら生活しています。

両親は今も彼とは距離を置いていますが、「家には絶対に来ない」という約束で、今は電話だけはやりとりするようになりました。

時が経つとともに、生まれ育った土地に帰りたいと考えるようになった彼は、両親にその気持ちを話すようになりました。

当時の恐怖が忘れられない両親は、激しくこれを拒絶。「地元で騒ぎを起こしたおまえが帰ってきたら、私たちがこの土地にいられなくなる」とまで言ったそうです。男性は「自分も親や近所の人にひどいことをしたから。身から出たさびだと思う。わかっていたけど、そんなにはっきり言われるとつらい」。以後、しばらく作業所への通所も休みがちになってしまいました。

それでも諦められないカシマさんは、その後も忘れかけた頃、話を蒸し返し、両親を不安に陥れています。耐えられなくなった両親は、主治医に電話をかけ、「とにかく、帰りたいと言わせないでください。無理なんですから。私たちは入院させておいてほしかったのに。退院させたのはそっちなんですから、責任を持って、私たちの家に近寄らないようにしてください」と怒りをぶつけたのです。

カシマさんと関わる私たちは、この話を聞いて、皆なんともやりきれない気持ちになりました。

この事例は、私が見聞した話をいくつかシャッフルして作りました。自分たちが面倒をみたくない人を、当然のように押しつけてくる人の意識。私はこれにとても傷つきます。これに似たような経験は今もしています。

こうした言葉がわき出る背景には、病気を持つ人と関わる大変さに加え、社会の偏見もあるでしょう。医療や福祉の支援体制が不十分だ、とも言われています。こうした指摘には、私も同意します。

良心的な医療者なら、「だから個人を責めるのは間違いだ」と。そう考えようと努力します。私も努力していますよ。でも言われ方によっては、「いやなことを堂々と人に押しつけるなよ」と思うし、「そこまであからさまに言わなくても」と悲しくなりもします。

やっぱりこちらも人間ですからね。その人の言いっぷりから、人が邪険にされているのが伝わると、たまらない気持ちになります。

今は精神科病院でも、長期入院は極力させないようになっています。新しい患者さんはもとより、既に入っている患者さんも、なんとか退院させようとする。こうしたプロセスでわかるのは、精神疾患を持つ人をできれば病院でずっとみてほしいと思っている親族は、少なくないという事実です。

精神科で働く若い看護師と話した時、こんな嘆きを聞きました。「病棟で話し合って、退院が可能だろうと判断した患者さんのごきょうだいに電話したら、「死ぬまで病院に入れてくれると言ったじゃないか！　俺たちの生活を壊す気か！」と激怒されてものすごくへこみました。二〇年入院していて、親御さんが亡くなっていて。ごきょうだいに多くを求められないのはわかります。でも、別に引き取って欲しいとは言っていないんですよ。生活保護で独居。経済的にも負担はないはずなのに。考えたくもないのか……。長期入院が多い病棟は、モチベーションを保つのがむずかしいですね」。

いろいろ話す中で、「そうならないためには、やはり最初から長期入院を前提にしないことだね」というのが、ふたりの一致した見解でした。実際はこれも、鶏が先か、卵が先かの話。そもそも長期入院が当たり前だったのは、親族をはじめとする世間の人の意識の問題もあるわけです。

「精神科病院がもうけのために長期入院をさせていた。家族も患者も被害者だ」という立場もありますが、私はそれだけでもないだろうな、と思います。魚心あれば水心のもたれ合いがそこにはあったのではないでしょうか。

誰しも、身軽に生きたい気持ちは持っています。私も長く患った母に、時間を使っている時は、正直つらかったですよ。だから、手のかかる親族から逃れたいと思うことを責めようとは思いません。

一方で私は、親の世話や心配から完全に逃げおおせはしない。そう腹はくくっていました。それをめんどくさいな、しんどいな、と思うのは自由。居酒屋じゃあるまいし、いつも「はい、喜んで！」とはいきません。

でもやっぱり、親子ともなれば、その世話を自分以外の誰かがやるべきだ、と私には言えません。社会の支援を受けても、最終的に責任を持つのは自分だと思いました。

この場面で私が望む両親の姿は、せめて引き取れなくても、「帰りたい」とは言わせてあげて欲しい。それだけです。それを聞きながら受け入れられないのは、さぞかし良心が痛むでしょう。でもやっぱり、そこは引き受けてあげて欲しいのです。

それさえしてくれれば、私は、「あなたは故郷に帰れないから、ここでがんばろうね」と言えるでしょう。でも、「故郷に帰りたいと言ってはいけません」とは、やっぱり言えません。

なりふり構わず逃げようとする親族との関わりは、やはり人の世の深い闇のひとつです。

事例9　医師である弟が瀕死の母親を連れ去った、兄と弟の激しい財産争い

ある日の内科病棟での夜勤で、ひとりの患者さんが時間を追って悪くなっていました。その人は八〇代前半の女性で、ミタさんという長い経過の乳がんの患者さんです。

彼女は肺や肝臓に転移があったのですが、がん以外にも糖尿病や、脳卒中の既往など

いろいろな病気を持っていました。がんの進行以上に、腎臓や心臓が弱って、寿命がきつつあったのだと言えましょう。

日付を越えるころにはすでに意識はなく、血圧も上が50mmHgを切る状態になりました。「朝まで持つかしらね」と言いながら、夜勤者はばたばたと前倒しに仕事を済ませていました。

この時点で家族が付き添っていないのには、特殊な事情があったのです。親族は還暦前の息子がふたり。兄のイチロウさんは不動産業を営み、弟のジロウさんは開業医でした。ふたりは明らかに不仲で、イチロウさん夫婦は午前中から昼過ぎ、ジロウさん夫婦は夕方以降と面会時間を分け、決して顔を合わせません。

この日も、医師から明日はないかもしれないと話された上で、それぞれいつもの時間に帰宅。どちらも、「亡くなったら呼んでほしい」との希望でした。親の死に目に会うよりも、兄弟は一緒の場にいることを可能な限り避けたかったのです。

朝方、ミタさんに異変が起こりました。心電図モニターのアラームで私と先輩看護師が病室に到着すると、すでに彼女の姿はありません。ちなみに、彼女はものすごい巨体でした。最盛期で80kgの身体は、多分ほんの少しやせただけ。ベッドいっぱいにみっちりと寝ていた姿は、圧巻。それが病室から、忽然《こつぜん》と消えたのです。

結局ミタさんは、ジロウさんとその仲間が、輸送車を使ってベッドから運び出し、病院の玄関につけられた寝台車に乗せられていました。この時、息だけはありましたが、後のことはわかりません。

先輩看護師が当直の医師や看護師長を呼んでいる間に、寝台車は出発。形としては、医師の許可を得ない、自己退院の形になりました。

後から聞こえてきた話では、兄弟は遺産をめぐって裁判で争い、その際ジロウさんが強行した転院が命をどの程度縮めたのかも、イチロウさんは争点にしようとしたそうです。イチロウさんは病院にも何度か来て、医師にコメントを求めましたが、病院側は拒絶。それ以降も、正式に裁判所から見解が求められることはありませんでした。

この話は、別の機会に書いたのですが、二〇代の頃は骨肉の争いを見た嘆きが何にも勝っていました。ところが、今では寝ているはずの女性がいなかった驚きを笑い話にしてしまうのが、私の看護師っぽさ。この変化は本当におもしろいと思います。
実際この時期は、まさにバブルの時代。カネがらみの話には、事欠きませんでした。
次も、やはりこの時期に起こった、お金が人心を狂わした話です。

事例10 特別室にいるんだから入浴介助を、と全裸でナースコールしてきた糖尿病の男性

キタムラさんは四〇代の男性で、糖尿病を患っていました。彼はとにかく自分が大金持ちだと繰り返し自慢していましたが、その言葉にうそはなかったようです。いかにも成金という下品な振る舞いは、腹が立つより前に恥ずかしくなるほど。典型的なバブルを生きた男でしょう。

しかし、私が何より驚いたのは、彼の入院時の症状です。なんと、血糖が１５００mg／dℓを超えていたのに、ふつうに歩いて入院してきたんですよ。通常なら高血糖性昏睡《こんすい》を起こしている数値。なんで元気に歩けたのでしょう。

ひとり暮らしのキタムラさんは、家で倒れていたら、そのまま死んでいたかもしれま

せん。その意味では、運がいい人だと思います。

けれども、長い目で見れば、いっそ昏睡にでもなって、大事になった方が、病識は高まったでしょうね。そう言いたくなるくらい、キタムラさんは病気を軽く考えていました。

糖尿病になれば、当然食事制限の必要があり、私たちは繰り返しそれを説明します。しかし、彼の反応はといえば、「高い金払って特別室にいるのに、なんで飯が粗末なんだ！」と激怒ですよ。

そして、食が満たされないとなると、「高い金を払って特別室にいるんだから、入浴介助くらいしてくれよ」と全裸でナースコール。食がダメならエロということなんでしょうかね。

この時は、驚いてナースステーションに逃げ帰った私に代わって、上司が対応してくれました。いかにも「婦長さん」という迫力のある上司は、すぐに戻ってきて、「私じゃいいやだってよ」とにんまり。何を言ったのか知りませんが、ものすごく頼りになる人でした。

結局キタムラさんは、「この病院は一流じゃないから、糖尿病が治せないんだ！」と怒り、別の病院に転院しました。糖尿病はひとたび発症したら、少なくとも食事の量くらいは気を配らなければなりません。それはどんなに一流の病院でも同じなのですが。

この他にも、バブル期の財産をめぐる争いや、すべてお金で何とかしようとする人のいや〜な姿は、ずいぶん目にしてきました。病院という世界では、実際、通常では、なかなか見えないお金の問題をはじめ、人の世の裏側がとことん見えてしまうんです。こうした仕事は、ほかにあるでしょうか？

◆修羅場の仕事

しかし、人の世の裏側が見えてしまうという意味では、大変なのは看護師だけではありません。たとえば、葬儀屋さん、引っ越し屋さんもそうですし、銀行、工務店、結婚式場など。多くの仕事は、似たような側面を持っています。

この共通点は、それがうれしい状況かどうかは別として、人生の一大事に関わる仕事だということです。そこでは普段は普通に生活している人が、正気を失い、おかしなことをたくさんしているのではないでしょうか。言わば修羅場がそこに展開しているのです。

私自身も、最近そんな自分をしみじみ自覚する機会がありました。私は二〇一二（平成二四）年の四月一七日に母を見送り、二日後の一九日に引っ越しをしました。自宅を建てかえるために仮住まいに引っ越ししたのです。この時期は、普段関わらない方たちのお世話になりました。

まず、筆頭は葬儀屋さん。前の病院では、患者さんの死が日常的だったので、当たり前のように接していました。けれども、やはり自分が葬儀を出す側になると、全く感覚が違います。

どんなに覚悟していても、いざ葬儀となると、なかなか正気ではいられません。もう、かなりの記憶がすっ飛んでいる中で、よく覚えているのは、とにかく何度も同じことを繰りかえし葬儀屋さんに尋ねていたな、ということ。「わかりました」といった瞬間、脳みそのどこかに入り、いざ必要な時になると、取り出せないのです。

本当に、自分の頭が悪くなっている、としみじみ思いました。その情けなさは今も覚えているのですが、何を忘れたのかも思い出せない始末です。

その都度、「申し訳ありません」と問い合わせては、丁寧に教えていただきました。その慣れた感じからすると、おそらくああなるのは、私だけではないのでしょう（と思うことにしました）。

次に、引っ越し屋さん。これも本当に大変な仕事です。

引っ越しをしたことがある方ならわかると思いますが、どんなに段取りよく荷造りをしても、最後の最後にやっぱりばたばたしませんか？　使っていたものは当日片付けることになるし、どこかからわいて出てくるがらくたは量を増すし。当日を余裕で迎える人がいるなら、お目にかかりたいくらいですよ。

私たちは、かなり準備はしていたのですが、何しろ母の死から二日後の引っ越しです。直前の詰めが全くできませんでした。「準備が悪くて本当にすみません」と言ったら、「このくらいやっておいていただければ十分ですよ」と言ってくださった、責任者の方の素敵な笑顔。本当に地獄に仏だと思いました。

当日はとにかく常に大声を出していたことだけは覚えています。日頃仲の良い私たち夫婦も、一時険悪に。歯磨きコップをどこに入れた、みたいなくだらないことが原因でした。それを意に介さずてきぱきと働いてくれた男性たち。これも、きっと、よくある話に違いありません。

この他にも、人が理性を失う場面に関わる仕事はたくさんあります。今はクレーム社会、人がキレやすい社会とも言われ、お店の店員さんや、駅員さん、いろんな人が常軌を逸した暴言を吐かれたりする。日常的な場所が修羅場化する傾向もあります。

◆カネで諦めがつかない世界

ただ、ここに挙げた多くの仕事が看護の仕事と違うのは、その仕事が本来「営利目的」である事実が、社会的に認められている点です。もちろん、それがあまりに露骨では、感じが悪く、反感を買うでしょう。とはいえ、「お金を払った分しかサービスは受けられない」原則は、多くの人が受け入れています。

ところが医療については、この原則が希薄どころか、排除される傾向があります。

「お金のあるなしで受けられる治療や看護に差をつける」ことは社会が許しません。

唯一認められるのは、病室の環境で、一般に、差額を払うと環境のよい病室に入れます。けれども、そこで受けられる看護サービスや治療の中身までが変わるとしたら、「命に軽重をつけるのか」と批判されるに違いありません。

私が緩和ケア病棟に勤務していた時、あまりにもナースコールが多く、どの人もとにかくすぐに来て欲しい、待てない人ばかりだった時期がありました。看護師を増やせれば良いのですが、それはできない相談。当時働いていた病院に限らず、どんどん人を増やせるほど病院は豊かではありません。

仮に看護師が増やせたとしても、人手に限界がある以上、「誰から行くか」という優先度を決めなければならない問題はつきまといます。

この時、私は看護師長として部下から相談を受けながら、明確な指示は出せずじまいでした。結局はそれぞれの看護師のその時々の判断に委ねてしまったのですが、今も当時のことはよく思い出します。

他の仕事であれば、優先度を決める場合に、支払っている金額が決定的な要素になるでしょう。たとえば、航空会社は高いシートに座る人から順に飛行機に乗せています。銀行の窓口だって、預金額が多い人を別室で対応します。これらは社会的には、認められる特別扱いであって、これを不公平だと怒るのは、野暮というものでしょう。

しかし、あの場面で私が、「個室料を払っている患者さんから行くように」と言ったらどうか。まず私は部下からの信頼を根こそぎ失ったに違いありません。そして何より私自身が、それをしようとは思えなかったのです。

結局のところ、私自身も、「お金をたくさん払った分、手厚く看護をしてもらえる」病院が、良い病院とは思えない何かがあるのです。先ほどの航空会社の話も、身体が不自由な人やお年寄りは、優先搭乗として、別枠ですよね。

ところが医療の世界は、この優先搭乗の人ばかりの中で、優先度を決めなければならない世界。弱者を優先、の総論で済まないところに、難しさがあるのではないでしょうか。

これはあくまでも私が経験した範疇《はんちゅう》の話ですから、「いやいや、うちの病院は個室の人を優遇していたよ」との話もあるかもしれません。それでも、空港で航空会社の人が

「ただ今より、ファーストクラスのお客様から、機内へとご案内します」と堂々と放送するように、言えるでしょうか。

私は言えないと思います。実態としてはあっても、胸を張っては言えない。そこに「営利目的」を前面に出せる仕事と、そうでない仕事に違いがあるのです。

つまり、医療の世界は、経済原理が働かない、資本主義社会である日本においては、きわめて特殊な構造を持っています。これゆえ私は、「医療もサービスである」という表現は、この特殊性をふまえて吟味すべきだと思う。なぜなら医療の世界では、お金を払えば良いサービスが受けられるとは限らないからです。

経済原理が働かないというのは、本当に大変なことです。何しろサービスの受け手=患者も、担い手=医療者（ここでは主に看護師）も、カネで諦めがつかないのですから。患者さんは、誰もが「ナースコールしたらすぐに来てください」。看護師は一度にいくつものナースコールを受けても、どの人から行くかを、銭勘定抜きで決めなければなりません。

患者さんには皆それぞれの苦痛、不安があり、それに優先度をつけようとしたら、なかなかつかないものです。他のサービス業であれば、自動的に金で決まる話が、常に個別的な判断を求められる。それも、見ようによっては、すべてが甲乙つけがたく切実なのに。

ただし、私は、「だからもっと経済原理を働かせよ」と言っているわけではありません。カネがものを言う世界には、様々な無慈悲な現象が起こるに違いないからです。かといって、そうでない世界は世界で、やっぱり大変。お金で諦めがつかないからこその大変さという問題にも、もっとみんなが目を向けてほしいと思っています。これは福祉と教育にも、共通する話でしょう。

◆とりあえず「すげ〜〜〜」で終わらせておけ

ここまで散々嫌な思いをした話を、これでもかと書いてきました。ところが、こんなにも「嫌気がさしました」と言っている割に、やはり私は、できれば患者さんにやさしくありたいと思っているのです。

ですから、先ほどお話しした「人の世の闇が見えてしまう点」が看護師のつらさのツボだ、と言ったのはまだ不十分。正確には、「人の世の闇が見えてしまうにもかかわらず、やっぱり人にはやさしくありたいと思う」点が、私が抱えている本当のつらさのツボなのです。

私がこういう自分のあり方を認めるまでの話は後にまわして、ここではいったいどのようにして私はこれを両立させているかをお話しします。とりあえず腹の中に湧き立つマグマを収める、魔法の言葉があるのです。

それはすなわち、「すげ〜〜〜〜〜〜〜〜！」。理屈がすっ飛ぶまで、激しく驚愕する。今その時体験している未曾有の事態に浸ってしまうのです。

もちろん、口に出して言えない場面もあるし、もうちょっとお上品な言葉で言うこともあります。「いや〜、なかなかのもんですね」とか。でも腹の中では、「すげ〜〜〜〜〜〜〜〜！」。驚愕をもって、「あれが正しい、これが間違っている」と言いたがる自分の物差しを、その場では粉砕してしまうのです。

たとえば、「事例８　統合失調症の息子を所払いし続けるよう病院に依頼する両親」。これって、言葉だけ聞けば、「あなたの子どもでしょ〜！」って思うし、「なんでこんなことを私たちに頼めるのかなあ」の世界ですよ。

最終的には、「ああ、そう思ってしまうくらい親御さんは大変だったのだな」とか、「今の社会はまだ偏見が強いから、周囲への気兼ねもあるだろう」とか。想像力を総動員して、なんとか気持ちは収めるんですけどね。

それでも、どんなに相手を悪く思わないようういろんなことを考え、さまざまな事情を差し引いても、気持ちにおつりが残る場合もありますよ。「仕方ない」と思えず、「やっぱり納得いかねえ！」って。

そこに至るまでに、自分が人を許す努力をした、と思うなら。「所詮《しょせん》は心の狭いちっちゃい私の私怨に過ぎません」とわきまえた上で、割り切れなさを抱えて生きるほかありません。大事なのは、とにかくこのプロセスを踏むことなんです。

最初の一撃はキョーレツで、やっぱり言われた瞬間は、ものすごくがっかりする。落としどころを見つける元気を振り絞るには、一踏ん張り必要なんです。その一踏ん張りが、「すげ〜〜〜。そんなすごいこと言っちゃうんだ、この人」。苦笑交じりにそう思えたら、危機を突破した感じです。

以下、「事例9　医師である弟が瀕死の母親を連れ去った、兄と弟の激しい財産争い」もしかり、「事例10　特別室にいるんだから入浴介助を、と全裸でナースコールしてきた糖尿病の男性」もしかり。

とりあえず「すげ〜〜〜〜」で終わらせておけ。これが私のやさしくあるための闘いにおける、鉄則なのです。

第2章

私が看護師っぽくなるまで

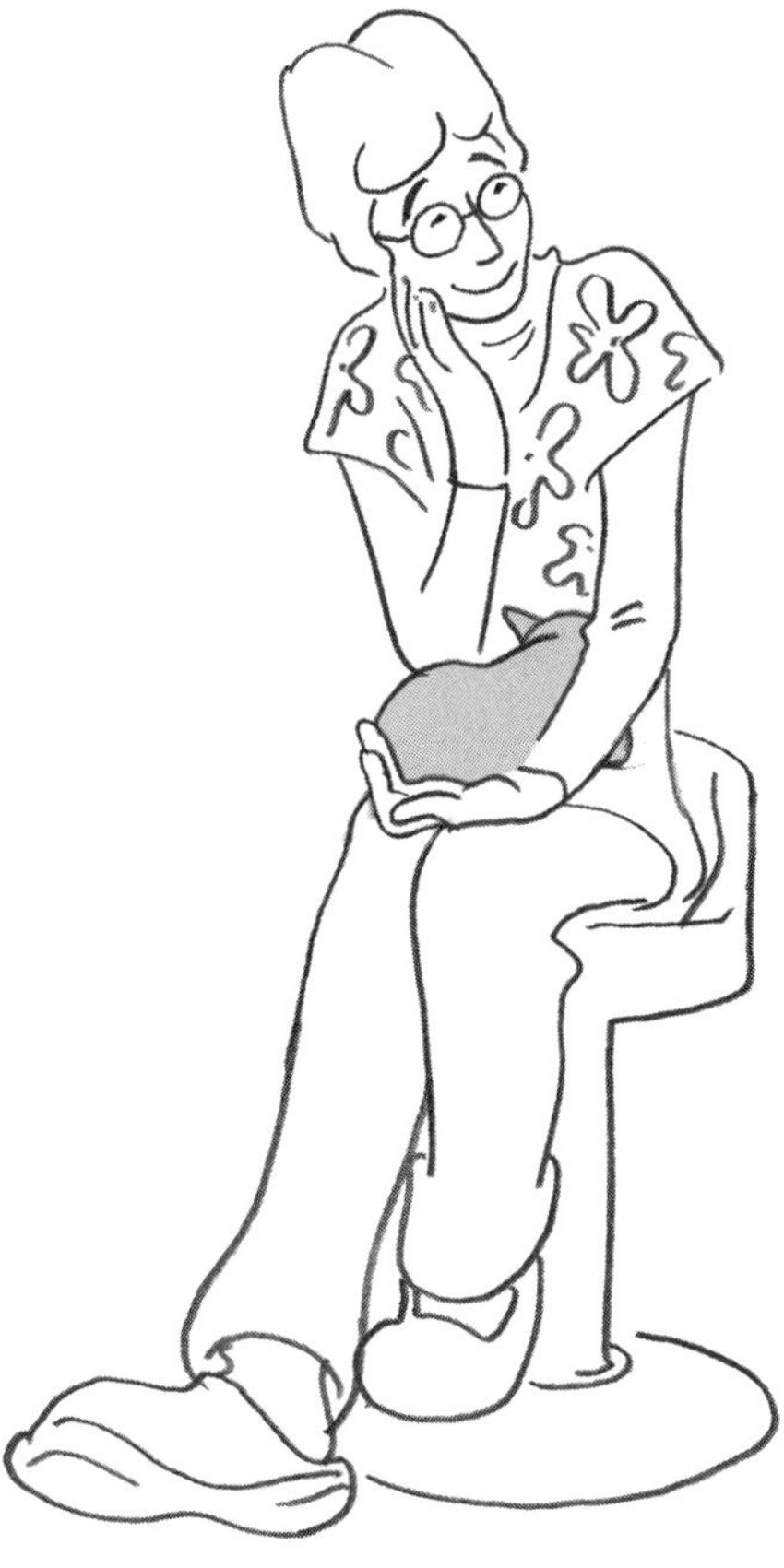

私は看護学校に入るまで、看護師という仕事の詳細を知りませんでした。そんな私がどのように看護師っぽくなっていくか。この章では、看護師になろうと決めてから今までの私の変化をお話しします。

1　稼ぐ女になりたい。その一心で看護師を目指しました

◆自分が育つと動機も育つ

看護師になる動機について、私がこれまでどう人に語ってきたかを振り返ると、我がことながら、わけがわからなくなります。動機はともかく、私が看護師になろうと思ったのは大学に入ってから。高校までに出会った身近な大人に、看護師をしている人はおらず、全くイメージの湧かない仕事の一つだったと言えます。

ではどんな仕事ならイメージがわいたのか。これがまた、ひどい話で「安定した収入の得られるお勤め人になりたい」という以外の希望は、全くなかったのです。具体的に

は、「公務員になりたい」かな。

まるで具体性のない将来像ですが、とにかく稼ぐ気だけは満々。勤労意欲にだけは満ちていたのは間違いありません。

とはいえ、私が看護師になる動機を、記憶の限り列挙すると、以下のようになります。

1　働く母を見ていて女性も働くのは当たり前と思っていたので、大学入学後、女子大生の就職難という事態に仰天した。とにかく仕事にありつきたいと考え、手に職を付ける道を探した。

2　フェミニストの端くれとして、媚《こ》びを売る仕事は嫌だと思った。医療の仕事は、愛想は売っても媚びは売らない仕事だと直感した。

3　不器用な自分には楽にできる仕事はないと思った。なるのは大変でも、手堅い仕事を選ぼうと覚悟して決めた。

4　大変そうだが、人間の本当の姿が見られる仕事だと思った。

5　世の中がどんなに変わっても、なくならない仕事だと思った。

6　作家の母とは重ならない人生を歩みたかった。医療の仕事は、親とは無縁の仕事なのも頭のどこかにあったかもしれない。
7　実は意外に思いつきで決めた、というのが本当っぽい。

以上七つを改めて見直すと、まず1は不動の一番。でも、2以下は年を重ねるにつれ、重点が2から7の方へと移っていきます。

結局のところ、動機というのも生きているうちに変わってくるのですね。そんな前提で、私が看護師になるまでをお話しします。

一九六三（昭和三八）年生まれの私は、年齢的には「均等法世代」と呼ばれる世代。この世代は、男女雇用機会均等法が施行された一九八六年前後に大学を卒業して就職した世代を指し、一九八二年に高校を卒業して大学に入学した私は、まさにこの世代なのです。

ところが私の場合、一九八三年に大学を中退しています。あのまま大学を卒業していたら男女雇用機会均等法の恩恵に浴したのですが、それとは全く違う形で職を得てしまいました。

その一番のきっかけは、大学に入ったその年、先輩たちが直面していた就職難でした。そう、「雇用における男女の均等な機会と待遇の確保のために」男女雇用機会均等法を制定しなければならないほど、それ以前の状況はひどかった。私はそれに恐れをなして、そうそうに違う道を探そうと考えたのです。

この時点で、あくまでも世の中と闘う、という道もなかったわけではありません。私が育った家庭では、世の中の価値観をまず疑え、という雰囲気があり、世の中と闘うという選択肢は、現実的だったばかりか、むしろ推奨されていました。

多分これは、敗戦を境に価値観ががらりと変わる体験をした、昭和一桁《ひとけた》世代の両親に特有の感性だったのでしょう。とにかく、我が家では世の中に流されるのを良しとはされなかったのです。

そしてこの真剣な闘いは、時に浮き世離れした感覚にもつながりました。大学選びにあたって私は両親から、こう固く言い渡されました。「学生運動のないような気概のない大学は行かないように」。その結果進学したのが、明治大学だったのですが。この選択自体、ものすご〜く妙。笑っちゃいますよ。

しかし結局私は、世の中と正面切って闘うことは選びませんでした。その理由は、「自分が思っていた以上に、女が稼ぐことは大変なんだ」と驚愕《きょうがく》し、絶望的な気持ちになったからです。

◆やっぱり稼ぐ力は侮れません

私にとって、稼げる女になるというのは、絶対に譲れない、人生の大目標でした。これは明らかに、作家の母親が一家の大黒柱だった、という事情と強く相関があったと思います。

大学の演劇部で脚本家と女優として知り合った父と母は、昭和二年（父）と六年（母）の生まれで、共に戦争中に十代を過ごした昭和一桁世代でした。父は長らく脚本家を目指して定職に就かず、母が映画会社に勤めて生計を支えていました。こうした夫婦間の分業だけでも、世間の枠からかなりずれていたとは言えそうです。

母は私が生まれて以降、会社での役割を軽くされ、それに組合闘争の挫折もあったようで、退職して物を書くようになりました。父はそれと入れ替わるようにテレビ局に就職。ここで大黒柱が入れ替われば、家計の安定もあったのでしょうが、長年の役割分担はそうそうすぐには変わりません。

結局、収入に波のある母が一家の大黒柱という構図は延々続き、私は、豊かな時はがんがん使い、ない時は極端に節約する。宵越しの銭を持たぬような生活に、物心ついて以降はなじんでいったのでした。

こうした両親のあり方から私が学んだのは、何よりまず、女性が稼ぐのは当たり前だという感覚。付随して、自分が稼げれば、男性を稼ぎの有無で品定めしなくて済むのも、魅力でした。

父という人は、勤め人でしたが、なんというのか……とても浮き世離れした感覚の人だったのですね。何よりそれを強く感じたのは、演劇の世界に生きたいと切望しながらテレビの世界で職を得たことに、どこか葛藤を持ち続けた点です。

世間受けを度外視して、「1に演劇、2に映画、3にラジオ、最後にテレビ」という内なる娯楽の序列をいささかも変えず、世の中を斜めに突っ切っていった父。私は年を重ねるにつれて、父に似てきたように思います。

真っ正面から男性社会と闘った母と、常にへそ曲がりで、世の中を斜めに見ていた父は、実は良いコンビだったのでしょう。

自分を食わす気のない配偶者と暮らし続けられるのも、女の甲斐性。いろんな意味で、やっぱり稼ぐ力は侮れません。

では、看護師の収入は具体的にどのくらいなのでしょうか。

看護師の収入と一言で言っても働き方や地域によってかなりのばらつきがあります。ぜ〜んぶならしてみると、だいたい年収五〇〇万円程度になるようです。

これは私の実感としても、なんとなくそうかな、と思える線。以前、常勤で二二年勤務した病院は、退職時看護師長で八〇〇万円程度の年収でした。今パートで働いている病院は、時給一九〇〇円。常勤になったとして、五〇〇万を超えるかどうかは、夜勤の数次第というあたりでしょうか。

ある同世代の友人は、実家のある地方に帰って職場を移った際、都会との給与格差に愕然《がくぜん》としたと嘆いていました。ただ、これは恐らく、地域差のみでなく、就職した時期の給与の仕組みも関わっていたようです。

能力別賃金と言えば聞こえが良いのですが、実際には賃下げになる場合がほとんど。多少経験を考慮してくれたとしても、長くいた施設から移ると、新しい給与体系になる分、給与は下がりがちです。

収入を明かすのはあまりお行儀の良いことではないと心得ていますが、ひとりの人間でも働き方や施設によって大きく変わる、という事実として、お伝えしました。

私の場合は、二二年間勤務した病院を辞めたのですが、給与の点だけで言えば、「損な」選択でした。もしこの本を読んでいる方の中で、転職を考えている同業者の方がいたら、転職後の給与をシミュレーションなさることを強くお勧めします。

こうした看護師の待遇を高いとみるか、安いとみるかは人それぞれでしょう。ただ今もひとつ私が胸を張って言えるのは、「常に仕事があり、この金額くらい稼げる仕事は、看護師以外にありますか？」ということ。

稼ぐ女になりたいならば、やはり看護師は一押しの仕事だと思います。

◆おまけですが、動機にもいろいろあります

私は以前いた病院での実習指導の他、看護学校でお話しする機会もあるため、多くの看護学生と知り合う機会に恵まれています。自分の動機をお話ししたついでに、私が見聞してきた変化についても触れておきます。

何より感じるのは、「稼ぐ力」を求めて看護師になる人は、今でもたくさんいるということです。一見女性が活躍する場は増えているのですが、実際に経済的に自立した生活を手堅く望むと、看護師は最も現実的な選択なのでしょう。

これだけ見ても、時代はあまり変わっていないな、というのがひとつの結論です。とはいえ、「これは私が看護師になった頃にはなかったなあ」と感じた学生さんは、これまでに二人いました。

一人は、看護系の大学に通う男性で、看護学部に進学した理由は、「将来は政治家になりたいから」。もう一人は、大学を卒業後、看護専門学校に進学した女性で、「大手の報道機関に就職したいから」。いずれも看護師として腰を据えて働く気はなく、ひとつのステップとして考えていました。

これを聞いた瞬間の私の気持ちはといえば、「いや〜、ついにこういう時代が来たんだなあ」。思わず吹き出しちゃいましたよ。なぜなら、看護師の仕事が社会的な関心を集め、地位を確立していけば、腹に一物ある人も混ざってくるわけです。

続いて思ったのは、目の付け所がすごい。そこは掛け値なしに賢いと思いました。看護界はいつも自分たちの仲間から政治家を送り込む努力をしていますし、看護師資格は、報道機関への就職に際し、ウリになると思います。

もちろんこのもくろみがあたるとは限りませんが、それを望むならやってみる価値は大いにあるでしょう。いやいや、すごい人たちです。その後はどうなったのか知りませんけどね。

腹に一物とは、要するに野心ですね。偉くなりたい、人から認められたい。そればかりじゃないかもしれませんが、看護師の仕事そのものではなく、それを踏み台にして自己実現しよう、って話です。

人様の生き方ですから、良いも悪いもないわけですが。看護師になるために看護の勉強をして、看護師になった人間からすると、ちょっと異次元な、はっきり言えば、あまり胸を張って言われると、聞きづらい話ではあります。

頭では「いろんな人が看護師になる時代なんだな」と思えても、「なんか変な時代になっちゃったな」と心では思うんですよ。

ただ、私自身も実は、こうした意味で、ものを書く医師から批判されたことがあります。「腹に一物あって、大学を辞めて看護婦になったような人は、普通の看護婦じゃない」というような内容でした。

まだ三〇歳になるかならないかの若い頃でしたから、かなりのショックでしたねえ。看護師になる時点では、ものを書くつもりはなかったんだよな、と思う一方で、そう見られることもあるんだという事実が、重かったんですよ。

だから、そう見られないように、過剰なまでにがんばって働いてきた所はあったかもしれません。それだけに、堂々と「腹に一物あります」と言い切れる後輩の出現に、しみじみ異質なものを感じたのでした。

そんな人生を生きてきた身としては、やっぱり看護師になろうという人に、看護の勉強はしてほしい、って思います。少なくとも実習で関わる患者さんや、指導にあたる看護師は、看護師の卵を育てる気持ちで、関わっているはずですから。

でもね、それはしょせん私の趣味の問題に過ぎません。これを読んでいるあなたがもし、腹に一物あってこの仕事を目指しているのなら。まずは私のように心が狭い看護師もいるという事実を頭にたたき込んでください。そして、本当の動機は卒業するまで語らぬようお勧めします。

世の中には、決して悪事ではないんだけれども、大っぴらに言うと角が立つことがたくさんあります。それを知るのは、看護師になる上で、とても大事なことなのです。

◆ちなみに、受験から大変でした

一九八三（昭和五八）年の夏、私は反対する母を押し切り、大学を辞めました。当時も看護師になるにはいろいろなコースがありましたが、最もお金がかからず、早く看護師になれるのは、三年制の看護専門学校。ここまでは辞める時点で決めていました。

ところが、いざ志望校を決める段階になると、意外な障害があったのです。まず、視力。次に年齢。三つ目は受験科目でした。

私は、生まれつきの白内障で、右目がほとんど見えません。年齢は、高校を出てすぐですぐに受験する人より二年年長になります。まず、学費が安い公的な学校を探すと、たまたまそのどちらかで引っかかる学校が多かったんですね。さらに、受験科目に数学、理科があり、理系科目の比重が予想外に高かったのも誤算でした。

今思えば、こうした障害に、大学を辞めてから気づいたのも、マヌケな話です。でも、当時はネットで情報が見られる時代ではありません。受験ガイドを眺め、直接学校に問い合わせるしかなかったんですよね。

こうして情報を取っていくうちに、三校ほど門前払いされない学校が見つかりました。しかし、そこに入るには、高校時代完全に放棄していた理系の科目をやり直さねばなりません。試験科目は、国語、英語、数学、生物でした。

今では多くの看護専門学校は理系科目を試験科目から廃し、面接中心の社会人入試を行う学校も増えてきました。けれども当時は社会人入試はないし、理系科目はあってあたり前。もちろん、求められるのは基礎的なレベルなんですがね。

とはいえ、私大文系に絞って理系の勉強を放棄していた私には、あまりに高いハードルでした。私は本当に理数系が苦手だったのです。

「数学Ⅰ」で落ちこぼれた瞬間は今も覚えています。あれは「対数」の授業でした。ある時点から、全く教師の言うことが頭に入らなくなり、それに気づいた瞬間、教師の姿がものすごく遠く、小さく見えました。

それはさながら、私ひとりが知らぬ間にゴーカートに乗って、バックしてしまったような、異様な感じ。「ここはどこだ？」みたいな。落ちこぼれる瞬間って、なんて孤独なんでしょう。私ひとりが、そこからははじき出されるのです。

それにしても「対数」。なんてわけがわからないのでしょう。対数とは教科書を見ると定義が書いてあります。「任意の数xをaを底とする指数関数により$x=a^p$と表したときの冪《べき》指数pの事」らしい。今読んでもわかんない！　あの瞬間のいや〜な感じがまたよみがえってきました。

2　できない分やさしく、と思い詰めた新人時代

◆これでもかと重ねた、実習でのひどい失敗

受験勉強は秋から試験日まで続き、私はどうにか都内の看護専門学校に入学しました。看護学校に入った私は、多く方にご迷惑をかけながら、なんとか卒業。一九八七（昭和六二）年四月から都内の病院で働くようになりました。

どんな風に迷惑をかけたかと言えば、とにかく不器用。おまけに緊張が強かったんですよ。緊張すると、どんな人だって、できることもできなくなるでしょう？　不器用な人間が緊張したら、それはそれは悲惨なことになるわけです。

折しも、私が学生の時は、とにかく何でも経験させてもらえたんです。注射も浣腸《かんちょう》も。採血も。その後、安全が重視されるようになり、学生は実習上では何も実技ができなくなりました。

実習に出たその日から、患者さんの身体を拭き、薬を飲ませ、数日以内には採血もし

ていた……。なんて話をすると、今の看護学生さんは目を丸くしますよ。当時も、都立の看護学校では、学生には注射はさせていなかったと聞きました。

私が通っていた学校は、実習病院との結びつきが強く、卒業後はそこに就職するのが多数派という環境。病棟の指導者も、ずらり先輩ばかりで、良くも悪くも（？）面倒見が非常に良かったのです。

こうやって書いていても、当時を思い出して笑ってしまいます。なんでこんなにも不器用な人間が、あんなにも学生時代から、何でもやらせてもらえる所に行っちゃったのか。せめて採血だけでもさせない環境だったら、ずいぶん楽だったと思います。

事例11 駆血帯もいらないくらい見事な血管を前に、弱気の虫に負けた

学生時代の失敗は数限りないのですが、中でも一番悔やまれるのは、ある採血の失敗です。私がその時、受け持っていた患者さんは、両腕を骨折してギプス固定している七〇代の男性・コンドウさん。採血はいつも手の甲からだったため、学生は採血できませんでした。

学生としては、その病棟で採血ができなければ、次回以降、別の病棟ですれば良かった話。ところが、学生大好きの彼は、妙に責任を感じてしまったのですね。そこで、なんと代役を立ててくれたのです。

代役のオダさんは、怖いくらい体格の良い男性でした。今も忘れない。彼は強豪大学のラガーマンだったのです。

採血当日、オダさんは私の前に腕を出しながら、「自分は、針先が嫌なんで」と、顔を背けました。「わかりました。すぐに終わりますから」。多分、私の声は緊張で震えていたことでしょう。

「はい、注射器に針をつけて」。私は厳しい指導者として名高い女性看護師のヒグチさんに逐一指示されながら、採血を始めます。筋骨隆々の腕には、駆血《くけつ》する前から血管が浮き出ていました。

これだけ立派な血管を目にした場合、「ああ、良かった。血管がこれだけ浮き出ているんだから、採血しやすいぞ」と思える人は、成功が運命づけられている人です。逆に「ああ、大変だ。血管がこれだけ浮き出ているんだから、採血の失敗は許されない」と思うのは、失敗を運命づけられている人間。私は明らかに後者でした。

びびった私はゴム製の駆血帯をごっついオダさんの腕に巻き、ちぎれんばかりに締め上げました。怖いくらい浮き出た血管。針をつけた注射器を近づけて、一番膨らんでいる所に刺すと、めでたく針は血管へ。ところが、「よし！」と力が入ったのが運の尽きでした。

指先に力が入った瞬間、血管に入っている針が動いて、針先が皮膚を突き抜け、顔を出してしまったのです。イメージとしては、一針縫うような感じになってしまいました。

正しい対処は、すぐに駆血帯を外して、針を抜くこと。ところが頭真っ白の私は、そのままもう一度続けて別の所に針を刺し、そのまま採血し、見た目には、針で血管を縫ったような状態になっていました。

あの時聞こえた、ヒグチさんの「ひっ」という声は、今も耳に残っています。幸か不幸か顔を背けているオダさんを怖がらせてはいけないと思ったのか。あるいはあまりのことに言葉を失ったのか。必要な血液が吸引された所で、ヒグチさんは「終わりましたよ。今抜きますね」と何もなかったかのように言いました。

この他にも、そり残しのひげをはさみで切ろうとして患者さんの胃管を切ったり、寝たまま髪を洗うゴム製の洗面器のようなもの（「ケリーパッド」と言います）と、ゴム便器を間違えて、患者さんの頭をゴム便器にのせて洗おうとしたり。

本当に……ひどかったんです。

こんなでしたから、看護学校を出た時は、本当にうれしかった。多分まわりの先生や指導者の方々は、もっとうれしかったと思います。

◆滑稽なまでにがんばったキンゾウさんの看護

卒業後、私は当然のように実習病院に就職しました。配属されたのは、内科病棟。いろんな病気の人が入る、いわゆる一般内科でした。当時は大学病院や専門病院でなければ、今より診療科は大まかだったのです。

ベッド数は五七床で、院内では一番大きい病棟でした。重症者も多かったので、急変はしょっちゅう。逝去も年間五〇人を超えた年もありました。そんな忙しい病棟ではありましたが、医師と看護師のチームワークの良さが伝わってくる、学生からは人気の病棟でした。

　私は身の程知らずにも、その病棟が第一希望だったので、配属発表を聞き、うれしさで舞い上がりました。一方、私を受け入れた病棟の先輩方は、多少噂《うわさ》も聞いていたでしょうし、受け入れるのは、キョーフだったと思います。

　しかし、当時はそんなことには思いも及ばず、私は働く気満々。自分が学生時代お世話になった分、定年まで働いて恩返しをしようと固く決意していたのです。

　しかしそのダメさ加減は、我ながら予想外のひどさでした。同じ病棟に一緒に配属された他の新人三人と比べて、明らかに群を抜いていたと思います。一ヶ月経つうちには、任される仕事や、勤務につく日も少しずつ差がついてきました。

　一番はっきりしていたのは、私が日勤の日は、勤務者がなんとなく多かったということです。そして、人手が少ない中で、人員が極限まで削られる休日の日勤が、私にほとんどつきませんでした。

　いかに覚悟をしている私でも、同期がどんどん成長し、仕事を任されていく姿を見ては、我が身の情けなさを思わずにいられません。私が強くこだわったのは、やさしさ。できない分、せめて患者さんにやさしくなければ働く資格がない。そのくらい思い詰めていたのです。

事例12 キンゾウさんは金玉が痛かった

劣等感に凝り固まった私が、当時心の支えにしていたのは、キンゾウさんという八〇代の男性患者さんでした。彼は糖尿病から、合併症の糖尿病性腎症をきたし、すでに腎不全の状態です。体内の老廃物をとりあえず外に排泄《はいせつ》させるには、血液透析が必須でしたが、他にも心不全などいろいろな合併症があって、透析は行わない方針だったのです。

彼は慢性的な息苦しさを訴え、いつもベッドから足を下ろして座っていました。息が苦しい人は、ぺたんと寝てしまうより、上半身を起こしていた方が、息がしやすいんですね。

その結果、彼の下半身はものすごくむくんでいました。腎臓の働きが悪くて排泄されない水が、体内にたまり、それが重力によって下半身に集まる。人間の身体は、意外に単純な物理的原則に従うのです。

そして彼の場合、下半身の中でも、特にむくんだのが陰囊《いんのう》でした。本当に子どもの頭くらいにまで肥大した陰囊は、そけい部（太ももの付け根の部分）と擦れ、こすれ合う部分の一部で、皮がむけてしまいました。

対策としては、むけた部分に軟膏《なんこう》を塗り、こすれ合わないように厚めの柔らかい布をあてるのがせいぜい。これでも痛みは続き、彼はいつもつらそうでした。

彼は私を「宮子ちゃん、宮子ちゃん」と呼んで何かと頼りにしてくれました。そして、この痛みについては、「キンタマが痛い。キンゾウさんはキンタマが痛いんだよ〜」。そう切々と訴えられては何もできず、そのたび私は無力感にさいなまれたのでした。

ある時私は、たまたま入院していた耳鼻科の患者さんが氷囊《ひょうのう》で鼻を冷やしているのを見て、ある啓示を得ました。氷囊は、ベッドの頭の部分にパイプを固定して、鼻の真上からぶら下がるようにしてあります。

私はキンゾウさんの陰囊をガーゼを何枚も使ってくるみ、ひもをかけて、彼自身の首からつり下げたのでした。こうすれば、宙に浮いた陰囊は、そけい部と擦れることはありません。

座ったままの状態で痛みから解放されたキンゾウさんは、それはそれは喜んでくれました。「キンタマ痛くない！」と笑ってくれたあの瞬間は、新人時代の私にとって、初めての成功体験と言って良いかもしれません。

しかしこの喜びはお互い、長くは続きませんでした。首に掛かる重みに耐えかねた彼は、すぐに首がうなだれ、ギブアップしたのです。


この一部始終を知った先輩は、恐らく唖然《あぜん》としたと思います。けれども強く叱られることはなく、「効果がないからね」とは諭された記憶があります。

今となっては本当になぜあんなことをしちゃったのか、恥ずかしい限りですよ。ギブアップのナースコールを受けて部屋に行った時に見た、彼の情けない姿。けれども、「宮子ちゃん、ごめんな。やっぱりだめだったよ」と、申し訳なさそうに言ってくれた彼の言葉は温かったんですよ。

エビデンス（根拠）のない、何とかしたい一心の苦し紛れの一手ではありました。でもその心意気みたいなものは、キンゾウさんに伝わっていたのではないでしょうか。あの言葉の温かさ、申し訳なさそうな顔を思う時、私はついついそんな風に考え、良い思い出に数えてしまうのです。

そして、ここまで私がここまで滑稽になるほどキンゾウさんに手を尽くしたのは、自分にはやさしさしか取り柄がない、と思っていたからです。私はやることなすこと遅かったし、それについては覚悟していたんです。

学生時代の経験からも、すぐに仕事が覚えられるわけもなく、ものすごくまわりに迷惑をかけるだろうとも思っていました。それでも辞めようとひるまなかったのは、「これほどダメな人間が楽に覚えられる仕事なんてないだろう」と諦めきっていた裏返し。「苦労するなら、実のある苦労をしよう」と開き直ったからだったのです。

気長にやるぞと思う反面で、人相手の仕事であれば、そうそう人の好意には甘えられません。幾多の迷惑をかけるとしても、お役に立とうとする気持ちもあるわけですよ。だからこそ、せめてやさしく。それを大事にしたいとは思っていました。

それが空回りすると、いかにしてキンタマを吊るか、みたいな看護をしちゃう。やっぱり、一生懸命は滑稽を生んでしまうのですね。

3　三年目以降は、イケイケとイライラの時期で

◆「石の上にも三年」は本当だ！

「石の上にも三年」とは本当によく言ったもので、私も丸三年働く頃に、ようやく人並みの仕事ができるようになりました。一緒に入った同期に感じた引け目も、今は昔。「できない」と悩んだ昔がうそのようですよ。

はっきり言って、三年やれば、なんとかなる。「できる！」と周囲をうならせるのは無理でも、及第点の仕事はできるようになります。

二四歳から二六歳までの三年間。若い頃の三年間は貴重でしょうが、過ぎてしまえばあっという間です。三年がんばればなんとかなる。その仕事に向いているかどうかより、やるのかやらないのか。それが大事だと思います。

看護師をこれから目指そうかな、と検討中の人から、「私は〇〇なのですが、看護師

に向いていないでしょうか」と相談を受けることがあります。この「○○」にはいろいろな言葉が入りますが、一番多いのが、「不器用」「緊張しやすい」「血が苦手」。ほとんどがこの範疇《はんちゅう》に入ります。

私の場合は、前の二つがぴったりあてはまったと言えます。不器用で緊張しやすいのは最悪ですね。ただでさえできない人間が、緊張してなおできなくなるのですから。せめて不器用だけならどんなに楽だったか。今でもそう思います。

はっきり言って、「不器用」「緊張しやすい」「血が苦手」のどれをとっても、看護師に向いている性質ではありません。でも人間、何かで働かなきゃならないとしたら。仕事を選べば回避できるのは、この三つのうち、「血が苦手」だけなのではないでしょうか。

結局のところ、「不器用」で「緊張しやすい」人の方が向いている。そんな仕事なんてないのですよね。先ほどお話しした、「これほどダメな人間が楽に覚えられる仕事なんてないだろう」の諦めは、ここから生まれています。

厳密に言えば、仕事にはどれも向き不向きはあるのでしょう。でも大方の人は、運命的に出会ったどんぴしゃの仕事……とは言いきれない仕事で、生計を立てているはずです。看護師だけが、特に適性を問われてもね、という感じ。あまり入り口で深刻に悩まなくてもよいのではないでしょうか。

……というのが、相談があった時の、私の答えです。

ただ、私の場合、とても恵まれていたのは、職場が大らかだったこと。これは先ほども触れた、先輩看護師の雰囲気が大きかったのですが、やはり患者さんの気質、引いては時代も大きく左右していると思います。

今は急性期病院はどこも忙しすぎて、こうした余裕は失われていると感じます。「石の上にも三年」なのにね。それが待てずに辞めていく新人がいるのは、本当に淋しい限りです。

◆「ダメな新人」のトンネルを抜けたら、時代はバブルだった！

私が看護師として丸三年目を迎えたのは、一九九〇（平成二）年の春。世はまさにバブル景気の時代でした。同じ二〇代後半、経験年数三年でも、時代によって、大きく違う点もあります。これが世代による違い。世代は、年代と時代の掛け合わせと言われます。

私の場合は、バブルの時代に、ようやく一人前の仕事ができるようになり、まわりを見る余裕ができたわけです。そしてそこに見えてきたのが、この時期に特徴的な、バブリーな人々でした。

「事例9　医師である弟が瀕死の母親を連れ去った、兄と弟の激しい財産争い」と「事例10　特別室にいるんだから入浴介助を、と全裸でナースコールしてきた糖尿病の男性」は、まさにこの時代を象徴する場面。本当にお金がらみの話が多かったんですね。

ある時、不動産バブルで大もうけをしたと豪語していた男性が、亡くなった妻の医療費を支払わずに帰ったことがありました。彼の言い分はある意味明快。「治らなかったんだから、金は払わねえ！　大工だって、家が建たなきゃ手間賃は取らないもんだ！」。

あれを聞いた時のショックは今も忘れられません。聞いてはいけないことを聞いた気がしました。

これからようやく人のお役に立てるかと思えば、人心が乱れて、それどころじゃなくなっていた。そんな感じでした。特にがっかりしたのは、患者さんそっちのけで残されるお金の勘定に夢中になっている家族が目についたことです。

「患者さんだけではなく、患者さんを気づかう家族の方も看護の対象です」というのが、私が看護学校で学んできた家族観。「ここからこうも外れた人が、こんなにいるんだ」と開いた口がふさがらない人たちが、たくさんいました。

事例13 「一度だけでも家に帰りたい」父親の願いを完全に無視した二人の子ども

進行した胃がんが見つかったソノダさんは、八〇代半ばの男性。高齢でいろいろな病気をしていたので、手術はできませんでした。

ソノダさんは資産家で、大きなビルを持ち、そこに自分と五〇代の息子・カズオさんと娘のハナコさんそれぞれが、独立した部屋を与えてもらって暮らしていました。

本人にははっきりした病名は告げられませんでしたが、「自分はもう年だから、早く家に帰りたい」がソノダさんの希望。幸い痛みなどの苦痛症状はほとんどなかったので、その時点なら自宅で過ごせると考え、医師はカズオさんとハナコさんに退院を勧めました。

ところがそれきり、カズオさんもハナコさんも病院に来なくなります。本人は強く退院を望み、電話をしても、はぐらかされるばかり。医師や看護師に、「子どもたちはツレが死んだ時も、涙ひとつ流さなかった。カネのことしか考えない子どもで、本当に育て方を間違えた」と涙ながらに嘆いていました。

私たちからも二人に電話しましたが、「忙しくて見舞いにも行けない」と繰り返すばかり。着替えなど、必要最小限の私物は届けるものの、私たちの目を盗んで、見つからないように帰ってしまうのです。

間もなくソノダさんは衰弱し、動けなくなっていきました。いよいよ亡くなる時に、カズオさんとハナコさんは顔を合わせるとすぐにお金のことでけんかになり、ハナコさんが部屋から出て行ってしまいます。

ハナコさんを探し、院内を走り回った私たち。なんかもう、本当に自分たちの仕事ってなんなんだ、と思いました。

金の亡者になった家族の話は、当時いくつもありました。財産争いを有利にするため少しでも恩を売ろうと、「見舞いに来た証明書はもらえないのか？」と聞いてきた人もいます。

あ〜〜、本当に嫌な時代。当時看護師は、「きつい、汚い、危険」の３Ｋなどと言われ、マスコミは「看護婦問題」と銘打って、私たちの仕事の大変さを報じたものです。でもね、私は腹の底では、こう思っていた。「汚い人間を見るのが嫌なんだよ」と。だから、「患者さんのためにがんばる看護師」と外から言われるのも、うんざりでしたね。

実は、患者さんから傷つけられることもあるんだから。それを言えるだけで、どんなに気持ちが楽になることか。……それができる職場だったからこそ、私はこの時期、何とか生き延びられたんだと思います。

そして、私が文章を書こうと自らの意思を持った裏は、こうした激しい気持ちもあったのです。本当に私が何をつらいと思い、何が良くてこの仕事をしているのか。それをきちんと伝えたいと思ったのです。

◆人生の中で一番きつい女だった時代

このようなイライラがある一方で、「やっとできるようになった」気持ちが強かった分、イケイケな気分にもなっていました。できない時代の自分は、もう過去の自分。上にも下にも、結構厳しい看護師だったんじゃないかと思います。

この時期の私は、とにかく仕事はスピードが命。自分より上の人も下の人も、仕事が遅く見えていたほどです。

仕事は同じ質なら、遅いより早いほうが良いのは、自明の理。ただ私の場合、新人時代のある「怨念」から、過剰なまでにスピードを追い求めていたのも確かなのです。

事例14 六人の女性の強い訴えに負けて、あとわずかしか生きられない男性の痛み止めを後回しにした後悔

元のがんがどこにあるのかわからないまま、全身にがんの転移が見つかり、入院して

いた五〇代前半の男性・スズキさん。彼は入院当初から骨転移による全身の痛みが強く、モルヒネの使用を勧められていました。

けれども彼は、「まだ大丈夫です」と言い、やんわりとそれを拒否。その人柄はとても温和で、同じ年頃の妻が足繁く面会にきては、そばに付き添っていました。

二人の間には知的障がいのあるお嬢さんがいて、ある時彼は私に言ったことがあります。「病気のなりゆきはわかっているけど、二人を残していくのは忍びない気もするね」。痛み止めを使わない彼の強い意志は、今思うと、一日でも長く生きたいという、気持ちの表れだったのかも知れません。

しかし、衰弱は確実に進み、ある時期から痛みも日に日に増していきました。私が夜勤の早朝、彼は強い痛みを訴えてナースコールし、ベッドサイドに行った私に「宮子さん、もう降参だ。痛み止めをお願いします」。私はすぐにモルヒネの点滴準備に入りました。

ところが、新人の私がぐずぐずと準備している間に、六人の女性がナースステーションにやってきました。この六人は、同じ部屋の患者さん。はっきりした病気は見つからず、常に不調を訴えます。

退院を促しても、六人が結託して、うんと言いません。中には半年近い入院の人もいて、病棟で対応に困っている人たちだったのです。

その中の一人が、代表して私に声をかけてきます。「ねえねえ、看護婦さん。頭がくらくらするから、氷枕。足が冷えるから、湯たんぽ。みんなにお願いね」。

私は「今急ぎの仕事があるので、それが終わったらお持ちします。病室にお戻りください」と懇願しますが、全く聞き入れてもらえません。「宮子さんは、いつも忘れるから。安心して待てませんよ。ここで待ちます」。

こうまで言われ、私は反撃の言葉を失いました。結局氷枕を六つ、湯たんぽを六つ作って手渡し、その後モルヒネを準備してスズキさんの元へ。グズの私は、三〇分以上待たせてしまったのです。

彼は身の置き所なく起き上がり、付き添っていた妻に肩を抱かれて痛みに耐えていました。「お待たせして申し訳ありません」と私が言うと、二人は異口同音に「お忙しい時間に、申し訳ありません」。私はあまりの申し訳なさに泣きながら点滴を接続しました。
それから三日目にスズキさんは亡くなります。残されたわずかな時間のうち、三〇分はどれだけ長かっただろう。あの時の申し訳ない気持ちは今も忘れられません。

これ以降私は、とにかく早く仕事ができるようになろうと、がんばりました。光の速さで点滴準備をし、氷枕を作り、湯たんぽを作ることができれば、スズキさんをあそこまで待たせないで済んだ。……これが自分のだめっぷりに落ち込んだ、あの時の私の総括だったのです。

とにかく速く。その目標は、とりあえず満たされ、自信がついてきたのが、この三年目以降の時期でした。

また、この時期、私は患者さんやそのご家族にもしばしば怒りの感情を持ちましたが、それ以上に、看護師のメディアでの扱われ方に腹が立っていました。

当時は「看護婦不足」がしばしばメディアで取り上げられ、中にはしっかりしたドキュメンタリーもありました。でも全体としての構造は、一方で濡れ手に粟《あわ》のバブリーな仕事を持ち上げ、他方で「こんなに心温まる、けなげな仕事もあります」と私たちの「過酷な」仕事を紹介する。へその曲がった私には、どうしてもそういう風に見えたのです。

看護師の仕事の大変さばかりを強調し、その大変さが常に急所を外しているのです。当時の私にとって、この仕事がつらいのは、夜勤や下の世話というような、具体的なものではなく、人間の聞きたくない本音を聞いてしまうことでした。そしてそれは、メディアによって煽《あお》られている傾向にも思えたのです。

おまけに、こちらはバブルで感覚がおかしくなった人の対応で、なお大変になっているわけですよ。それを煽ったのはメディアだという怒りもありました。

一方で世の人を浮かれさせ、一方でその尻ぬぐいをする人間を気の毒がって取り上げる。「ふざけんな、やってる方は大変なんだ!」。これが当時看護師を取り上げるメディアへの、率直な気持ちだったのです。

4　五年目あたりでとらわれた、徒労感と無力感

◆腹を立て続けた疲れがどっと出た

フリーのインターネット上の辞書・Wikipediaの説明によれば、バブル時代について、「バブル景気（バブルけいき）は一九八六年（昭和六一年）一二月から一九九一年（平成三年）二月までの五一か月間に日本で起こった資産価格の上昇と好景気、およびそれに付随して起こった社会現象である。ただし多くの人が好景気の雰囲気を感じ始めたのは一九八八年頃からで、一九九一年二月のバブル崩壊後も一九九二年末頃まではバブルの余韻が色濃く残っていた」と説明しています。

なお、Wikipediaはユーザーが自由に書き込める辞書であり、項目によっては信憑性《しんぴょうせい》に乏しいものもあります。ただ、このバブル時代の記述については、私自身の実感とも合いますので、そのまま引用しました。

バブルの余韻も消える一九九二（平成四）年末、私は二九歳。就職して六年目になっ

た時期です。この頃の私は、ものすごい無力感にとらわれていたのです。

　メディアにいちゃもんをつける一方で、それが看護師の待遇を良くする力にはなった事実もありました。私自身も、この時期給与が上がり、驚いたことをよく覚えています。

　一九九〇（平成二）年には、厚生省（現在の厚生労働省）により、「看護の日」（五月一二日、ナイチンゲールの誕生日）と、この日を含む一週間が「看護週間」と定められました。

「看護の日」は、国民の看護及び看護職に対する理解を深めるとともに、その社会的評価を高めていくための記念日。国や自治体がそのためのさまざまな催しをバックアップする体制ができたのです。

　また、一九九二年に「看護婦等の人材確保の促進に関する法律」（現在は「看護師等の人材確保の促進に関する法律」）が制定され、多くの施設で給与の改定が行われました。

　また、不況になると強いのが看護師の仕事。かつての人気商売だったスチュワーデス（現在は「客室乗務員」ですね）が凋落《ちょうらく》するのを横目に、看護師は人気商売となっていったのです。

しかし、環境面が整うほどに、それでもなお、うまくいかないことに目が行ってしまいます。とにかくこの時期の私は、ものすごくネガティブでした。

おそらく腹を立てすぎたんでしょうね。腹を立てるのって、疲れるんですよ。今思うと、なんであんなに物事に白黒つけようと思っていたのか。若いというのは、そう言うことかもしれません。

別に誰のためにに怒るわけでもない、勝手な話なんですがね。今風に言えば、「テンションを下がった」のがこの時期。「がんばった分だけ結果が出るわけじゃないんだな」とがっくりしちゃったんです。「私に多くを期待しないでください」。この心境は、バブル時代の疲れとも表現できます。

◆忘れられないタナカさんのこと

このひとつの引き金になったのが、一人の男性患者さんとのかかわりでした。

事例15 タナカさんについて語る時、私は私にとっての看護について語って

いる

私が三年目の終わり頃、タナカさんという肺がんの男性患者さんと関わりました。年齢は若く、五〇代前半。肺の症状よりも先に腰椎転移による両下肢の神経症状が出て、両足は動かず、常にしびれを訴えていました。

ある時期から彼は頻繁にナースコールをしては、下肢マッサージを希望するようになります。その時々、看護師が一生懸命応じるうち、彼の希望はエスカレート。とにかく足を揉《も》み続けていないと納得しない状態になってしまったのです。

彼の足を揉むために、私たちが払った努力は、すさまじいものでした。「看護婦不足」が叫ばれた時代。五七人の患者さんを多くて五〜六人、少ない時間は三人でみなければなりません。とにかく時間を確保しなければという焦りから、多くの人が早めの出勤をするようになりました。

今思い返すとそれはすごい光景で、今ならあり得ないことだとわかります。八時からの日勤者は六時前から、二一時半からの夜勤者は一八時過ぎから。早くから来て、黙々と働いたのでした。

そこまでして必死に彼の足を揉んでも、彼に満足はありません。揉んでいる間も、ちょっとしたことから不機嫌になり、揉んでもらえなかった時のことを言い募る。言わば、二三時間足を揉んでも、その間中、揉まなかった一時間のクレームを言われ続けたのです。

この状態は、足かけ三ヶ月続き、私たちは疲弊しました。それでもやめるわけにはいきません。私たちは彼の意識がなくなるまで、足を揉み続けました。

そしてタナカさんの意識がなくなる直前に、「事件」は起きました。私が夜勤の夜、彼と同室の患者さんが急変し、一晩中大騒ぎになったのです。この間も彼は「俺の足は誰が揉むんだ！　ちゃんとやれ！」などと怒鳴り続けますが、さすがに誰も行けませんでした。

結局その患者さんは亡くなり、何もかもが手をつかぬまま、朝を迎えました。怒りで目をぎらつかせた彼は、私がようやく彼の足を揉み始めると、「患者のことをなんだと思っているんだ」「心がない」など、本当に悪態の限りを尽くしたのです。

私は悔しくて涙が止まらず、彼の顔が見られません。じっと我慢。でももう無理。ついに私は彼に向かって、こう言いました。

「患者さんはあなただけじゃありません。五七人の患者さんを私たちはみています。あなたの所にだけついているわけにはいかないのです」

彼は私の言葉など耳に入らぬ様子で、悪態が止まりません。私はたまらない気持ちになって、泣きながらナースステーションに戻りました。

上司に報告しながら、私が泣いていると、先輩も同僚も、皆「私だって同じことをしたと思う」、「もう限界だよ」と、口々に慰めてくれました。あのありがたさは、今も忘れられません。

そしてまさにその時、別の看護師がナースステーションに駆け込んできました。「タナカさんの意識がなくなっています!」。居合わせたみんなで駆けつけると、彼は唇から軽く泡を吹き、白目をむいていたのです。

すぐにCTを撮った結果、脳転移による症状と判明しました。それから数日後、タナカさんは亡くなりました。彼がこの世で聞いた最後の言葉は恐らく、「患者さんはあなただけじゃありません」と言った、私の言葉だったと思われます。

私はこれまで何度、彼のことを人に語ってきたことでしょう。講演でも、取材でも。そして今回のように、文章に表したのも一度や二度ではありません。そして彼をめぐっての語りは、私自身の看護についての考え方を、何よりも強く反映していたと思います。タナカさんが亡くなって以降しばらくの間、私は強い良心の呵責《かしゃく》にさいなまれました。どんなに自分に言い訳しても、私が彼にキレて言い返した言葉は消えません。それがこの世での最後の会話になってしまったことも。取り返しがつかないことをしたと思いました。

一月ほどの間、やりとりの瞬間が記憶によみがえっては、胸がドキドキしました。その後その生々しさが消えて以降、私は少しずつ彼について考え、それを言葉にするようになったのです。人に体験を伝える機会があったのは幸運でした。それは体験そのものの意味を探るプロセスでもありました。そのプロセスなしに私は、気持ちが立て直せなかったでしょう。

まず私がタナカさんとの関わりを通して語ったのは、この二つでした。

1　時に、人間の要求には際限がない。
2　看護師も人間だから、できることとできないことがある。

昔から、「よりよい看護のためには看護師の増員が必要」と看護師は言い続け、それはある程度の成果をあげていました。これからも、それは言い続けなければなりません。もちろん事実ですからね。

でもその一方で、「看護師が増えたら、どれだけでも自分たちの希望が通る」と世の中の人に思われることが、タナカさんとの関わり以降、現実的な恐怖になりました。

タナカさんは、「事例10　特別室にいるんだから入浴介助を、と全裸でナースコールしてきた糖尿病の男性」のように、明らかな了見違いな人ではありません。「しびれた足を揉んでほしい」という希望自体は、きわめてまっとうです。

けれども、それだけに私は、彼のことを考えると、患者さんが怖くなりました。

こういう患者さんがどんどん増えたら、どれだけ看護師が増えても追いつかないだろう、という現実的な恐怖がひとつ。でもそれ以上に、最初は普通に話せていたタナカさんが要求の塊のようになっていった、その経過と事実が怖かったのです。

明らかにおかしい人よりも、普通の人がおかしくなることの方が、はるかに身にこたえます。患者さんがいつあのようになるかもしれないと思うと、「人間の要求は、時にものすごくエスカレートします。でも、看護師にだって、限界はあります。できないことはできません」と予《あらかじ》め予防線を張っておきたくなるのでした。

これは私の無力感の表明であると共に、人への恐怖の表明でもあったのです。

◆苦しんでいる人は何をしても許されるのか?

けれどもこうして逃げを打つうちに、私の頭の中にある問いがわいてきました。苦痛が強い時の言動・行動に、患者はどこまで責任があるのか。それをしみじみ考えてしまったのです。

タナカさんがあそこまですごい人になったのは、苦痛が強かったせいもあるでしょう。あそこまで苦痛が強くなければ、あんなにも要求の塊にはならなかったのかもしれない

――。そう考えると、あれが彼の人となりと思うのは、気の毒な気もしたのです。

けれどもそれじゃあ、苦しんでいる人は何をしても許されるのでしょうか。それはそうも思えません。やっぱり患者さんと看護師も、人間同士なんですよね。

看護師の側が、患者さんに譲歩するのは当然としても、患者さんの側にだって、越えてはいけない一線があるのではないか。そう思えてならなかったのです。

それを越えて受け入れようとすれば、私は相手を人として見ないようにするしかありません。それをするよりは、相手を人として見て腹を立てている方が、人間的なのではないか。私はこの堂々巡りから、なかなか抜けられませんでした。

ただ、この私の感覚が、必ずしも一般的でないことも、悩み出してそうそうにわかりました。どんなにひどいことを言われても、受け入れられる同業者がいる事実を知ったからです。

ある時私は、別の病院で働く年下の看護師とおしゃべりをしていました。タナカさんの話をした後、「私もつらく当たられたことがあります」と話し出した彼女の話はこうでした。

彼女はある日、人工肛門になったことが受け入れられない患者さんから、便が満杯に詰まったパウチを投げられます。当然うんこまみれになったそうですが、振り返っての彼女のコメントは、「患者さんはよほどつらかったんでしょうね」。

その言葉は本当に自然で、無理のない響きでした。その瞬間、私はわかったのです。世の中には、並外れて寛大な人もいるが、私は残念ながらそうじゃない。せめてその分、悩んで考え、丁寧にやっていこう。

私たちは悩んでいる時、それを「自分だけの問題だ」と思ったり、「みんな同じだ」と思ったり、極端に気持ちが触れがちなものです。でも、実際にはそのどちらも正しくない。自分のように悩む人もいれば、そうじゃない人もいる。そして、一見同じように悩んでいるように見えても、そこにある問いは人それぞれなのです。

私はタナカさんとの関わりを思い出すたびに、「苦しんでいる人は何をしても許されるのだろうか」との自問に行き着きました。今になるとその前提には「苦痛が強い時の言動・行動に、患者はどこまで責任があるのか」の問いがあったことがわかります。

とどのつまり、患者さんは選んで病気になるわけではなく、病気のなりゆきも選べません。確かに、不摂生の末に病気になったと見える人はいる。でも、不摂生をしてもならない人はならないわけで、「不摂生をすると病気になってしまう」身体に生まれたのは、その人の責任ではない。これが私の考えでした。

そうであるとすれば、タナカさんが苦痛の中で私たちを傷つけたことに対して、彼を責めるのは酷な話に思えます。結局苦しんでいる人は何をしても許されるのか。許さざるを得ないのか。こんなことを堂々巡りで考えるうち、なお精神的疲労はたまり、「すべては運命かもね」的無力感にとらわれていったのでした。

5　精神科で働き、「できること」より「わかること」、そして「考えること」が大事と気づく

◆精神科で「すげ〜〜〜〜」を磨く

タナカさんと関わった内科病棟には、九年いました。その後、一九九六（平成八）年、私は精神科病棟（標榜《ひょうぼう》は神経科でした）に異動。ここは内科より長く、二〇〇九（平成二一）年三月の退職まで一三年間勤務したことになります。

精神科病棟で、主任、看護師長と昇格し、管理職となりました。主任昇格は一九九八（平成一〇）年、三五歳の時。看護師長昇格は、二〇〇一（平成一三）年、三八歳の時です。看護師長としては、精神科病棟のほか、二〇〇三（平成一五）年から五年間、緩和ケア病棟（いわゆるホスピス）も兼務していました。

二二年間の勤務を通じて、私が経験した部署は以上の三ヶ所だけです。これは、かなり少ないと思います。ただこれは私の希望ではなく、病院の事情でした。退職者も多かったので、異動をさせるにさせられず、結果的に長逗留《ながとうりゅう》になっただけです。

この異動についてはいろいろな考え方・やり方があり、施設によっては、三年といった年限を決めて強制的に異動させる所もあるんですね。そうかと思えば、ほとんど異動がない所もありますし。あるいは、規模が小さい施設では、異動させようにも、部署がひとつしかない、とか。人員のやりくりなど、理想通りにいかないのも、この異動です。

病院の診療科は、大きく分けると精神科と、身体科に分かれ、身体科は手術が行われる診療科を外科系、そうでない科を内科系と分けるのが、一般的です。私の場合について言えば、多くの診療科を持つ病院勤務にしては、経験が偏る異動ではありました。

内科、精神科、緩和ケア病棟では、いずれも大きな手術は扱いません。私の経験は身体科では内科系オンリー、後半は精神科中心で、外科系を一切回らないでここまで来てしまいました。

たまたまのまわり方ではあったのですけれど、かなり自分の性分には合っていたんじゃないでしょうか。これは、逆から言えば、私の持って生まれたキャラクターが強調されたということです。

ここを辞めた時、私が迷わず次の職場に選んだのは、精神科の専門病院でした。ひとつには、慣れた診療科が良いという、現実的な判断もあります。もう一〇年以上離れている、多くの医療処置を伴う身体科にいくのはハードルが高い。そう思いました。でもやっぱりそうした消去法だけではなく、精神科で働きたい気持ちは強かったですね。

精神科の何が興味深いかと言えば、危機的な状況に置かれた人間について、発見し、驚愕し、思索を深めることができる。そこに尽きます。この危機的状況とは、環境によっても、妄想や思考の偏りなど内的要因によっても、引き起こされ、薬物などの治療がどこまで効くかは、未知の部分があります。

内科から異動した当初は、処置も少なく、患者さんとは会話がなかなか続かず、途方に暮れたものでした。ところが、患者さんの奇異行動や、不思議な言動、そして自分の感情の動きに驚くにつれて、面白さを感じるようになったのです。

これはいつからとも言えないのですが。ある場面でびっくりしたりムキになったりしている自分を、ちゃっかり面白がってみている自分、みたいな自分のあり方を、自覚するようになりました。

だからといって、その場面で自分が冷静になれるかというと、むしろ逆。ギャラリーがいる安心と、やりがいから、むしろ感情が解放される方向に倒れるんですよ。駆け出しの頃から、腹の中に湧き立つマグマを収めるのに使ってきた、魔法の言葉・「すげ〜〜〜〜」が、ますます出番を得て、力を発揮している感じです。

まあそれだけ、仰天するような場面にはあたるわけですが。いろいろある中で、最も衝撃を受けた場面の一つが、以下の場面です。

事例16 モーレツな強迫性障害にとりつかれた結果、ものごとの優先度が崩

壊。突飛、唐突、的外れな行動に終始した本人と家族

強迫性障害とは、意思と無関係に頭に浮かぶ、不快感や不安感を生じさせる観念強迫と、それを打ち消し、振り払うために行われる、不合理な強迫行為から成り立っています。強迫観念も、強迫行為も、それが不合理であると本人が頭でわかっていても、制御不能なところに治療の難しさがあります。

三〇代前半の女性・スドウさんは、手を洗わねばという強迫観念に常にとらわれ、手を洗い続ける強迫行為が止まらず、失職し、引きこもって、完全に生活が成り立たなくなっていました。

彼女が入院してきたのは、足の水虫が悪化して細菌感染を起こしたから。手を洗うのに忙しい彼女は入浴する時間がなく、一年近く母親が身体を拭いて、世話をしていたと聞きました。

長時間全裸で手洗いをする彼女は個室入院で、入院そうそう個室でその姿を目撃した私は、本当に目が点。さらに驚いたことには、彼女が手洗いの合間に首を激しく後ろに振る時、母親と声をそろえて、合いの手を入れていたのです。

母親は、合いの手を入れる際手拍子まで打ち、言葉を失っている私に、こう尋ねました。「看護師さん、いつもこうなんです。こんなに激しく首を振って、娘の首は大丈夫でしょうか？　入院している間に、整形外科にもかけてください」

この時一番切迫していたのは、足の感染でした。下手をすれば、切断になる可能性さえあったのです。しかし、母親の心配はこの首に集中してしまい、以後「整形外科にはかけてくれましたか？」の確認が続くことになります。

個室の洗面台の水道栓は全開。スドウさんは水をまき散らしながら手洗いを続けます。その横で、手拍子を打ち、合いの手を入れながら、娘の首だけを心配している母親。そのあまりに的外れな心配に、私はめまいがしました。

その後、彼女は皮膚科の医師によって抗生物質の点滴を受け、皮膚の一部を切除されたものの、下肢の切断は免れました。長年の強迫性障害は、症状の改善はないまま、外来で継続となっての退院です。

入院中、本人からも両親からも、強迫性障害そのものを何とかしたいという言葉は、ついぞ聞かれませんでした。端から見れば、病気によってあまりに多くを失っているスドウさんとその両親。けれどあまりにハードなその状況は、どこから手をつけて良いものか、途方に暮れてしまいます。

あまりに混乱した状況を生きるには、どうでも良い些末《さまつ》なことに困り、解決の実感を持って生きるしかないのかも……。これも人間が生きる知恵かしらと、思ったのでした。

この母と娘の姿を、今も私はよく思い出します。ここから浮かび上がったのは、あまりに大きな問題を前にするほどに、小さなことにこだわる人間、というイメージ。これは、私自身の行動にも、あてはまると思います。

必死は滑稽、と私がこれまでずっと感じてきた場面の中には、こうした危機への対処も含まれていたのかもしれません。あるいは必死の中に滑稽を探してしまうことそのものが、大きな問題から一瞬目を背ける力になっているとも言えます。

これは、危機からの逃避にほかならず、逃避と言えば聞こえは悪いのですが、これがあるからこそ、人間はサバイバルできる。いわば、生きる力でもあるはずです。

◆人の心の闇を知る

精神科病院で働き始めてわかったのは、私が以前働いていた病棟の特殊性です。総合病院の中にひとつだけある精神科病棟だったという点で、精神科病院とは患者層が大きく異なっていました。ベッドの届け出も精神科病床ではなく、一般病床。措置入院、医療保護入院などの強制的な入院は受けず、すべての患者さんは任意入院でした。

まず、入院期間が長くても一月程度なので、精神科病院で以前見られたような、長期入院はあり得ません。そのため、統合失調症の患者さんはごくわずかで、うつ病、躁《そう》うつ病などの気分障害、それに強迫性障害、摂食障害、人格障害、心因反応などの、いわゆる神経症圏と呼ばれる病気の人が多かったのです。

神経症とは、明らかな妄想や幻覚を伴わず、言っていることが了解可能なレベルの障害で、私のイメージでは、「脳内物質の異常よりも、生き方や考え方に深く関わる病気」。実際、キャラクターと関連が深いとされていました。

今では、定義が曖昧なため、用語としては使われなくなっていますが、私自身が以前関わってきた患者さんを表す言葉としては、わかりやすいように感じています。明らかな病気はなくとも、厳しい状況に置かれた時に、人間は「神経症的」になる。これは多くの示唆を私に与えてくれました。

元々、内科時代にも私は人間の精神の力に恐怖した場面がありました。精神科に移ってから、私は何度、それについて考え直したことでしょう。それはこんな場面。当時私はまだ二〇代でした。

事例17 筋萎縮性側索硬化症と言われた女性の、壮絶な特定の看護師への意地悪から、人の心の闇を知る

他の大学病院から転院してきた五〇代初めの女性・ヤマモトさんの病名は、筋萎縮性側索硬化症（ＡＬＳ）。全身の筋肉が徐々に動かなくなる難病です。彼女が私の職場に来た理由は、故郷の病院への転院待ちでした。新たな検査や治療は行わず、現状のまま次の病院に移す。それが求められた役割だったのです。

ヤマモトさんは自分から動くことは困難で、トイレや食事の時は、看護師が抱きかかえて車いすに乗せていました。性格は気むずかしく、要求は細かく、ものを置く位置に

は、気が済むまでこだわりました。

一度こだわりが強くなると、なかなかその場を離れられなくなります。病状から考えてそれは仕方がないのだと思う一方で、尋常でないしつこさを感じると、なんともいえない怖さを感じたものでした。正直、多くの看護師が彼女に対して苦手意識を持っていました。

看護師が手を焼く中でも私と同期の看護師ナイトウさんは、さらにひどい目に遭っていました。車いすに乗せようと抱きかかえると、背中にゲロを吐かれます。他の人にはしないのに、彼女の時だけ。ある晩夜勤で働いている時、ヤマモトさんはベッド柵を背面跳びのように身をくねらせて乗り越え、背筋で廊下を這《は》ってナースステーションのナイトウさんに近寄り、仰向けのままで、「転んだわよ！　始末書書きなさい！」と悪態をついたのでした。

それから数日後。日勤で出てきたナイトウさんを含め、上司は勤務者全員に指示を出しました。「ヤマモトさんのナースコールには、今日一日私が応じます。特にナイトウさんは、ヤマモトさんの所に行かないように。ヤマモトさんの行動は、明らかに度が過ぎていますから」。

そしてその日一日、上司はヤマモトさんのケアを一手に引き受けました。上司は当時副看護部長も兼務。病棟に丸一日いるのは、さぞかし大変だったと思います。

私たちは、ナイトウさんを守ろうとそこまでしてくれる上司の心意気に、皆感動していました。ナイトウさんもそれは同じ気持ちだったのでしょう。夕方には表情が明るくなっていましたからね。

とはいえ、その日一日で、人間なんて変わらない。そう思ったのは確かです。ところが、実際は、変わったんですよ。これはもうびっくり。その日以降、ナイトウさんの背中にゲロを吐かなくなったんです。要求の細かさは相変わらずでしたが、舌打ちや小声での暴言は聞かれなくなりました。

そして約三ヶ月経ったところで、ヤマモトさんは故郷の病院へ。ところがそれから、大どんでん返しがあったのです。

その後、転院先の病院で何か問題が生じ、彼女は再度病気の診断をするため、別の大学病院に転院したそうです。そこでなんと、夜中歩いているところを見つかり、ALS

ではないことがわかったと言うんですね。

多方面からの見当で、彼女についた診断は、今で言う解離性障害。ストレスに対処できず、非現実的になり、身体症状を発症していたのでした。

この報告が届いた時、私たちは皆唖然。やっぱり人間が一番怖いと、私は思いました。

今改めてヤマモトさんの様子を思い返しても、あれが身体に異常のない人だったとは、信じられない思いです。今彼女はどうしているのか。生きていればもう七〇代前半です。SNSの時代、思いがけない情報もあるかと思い、時々患者さんの名前を検索したりするのですが、いまだ出てきたことはありません。

このヤマモトさんとの関わりから私が学んだのは、人の心には闇があり、それはとてつもない力を持っている、ということでした。症状を出す力もそうだし、ナイトウさんに対しての意地悪もそう。弱者として温かい目を注ごうと思っていた患者さんから、牙《きば》をむかれる。それがいつ自分に向くかわからないのは、ものすごい恐怖でした。

そして、不安な人は、自分の力を確認するかのように、他人を意のままに動かそうとします。しばしば恐怖と不安を操って。ちょっと周囲と距離のあるナイトウさんが標的になったのは、ヤマモトさんが人間関係の微妙な裂け目を見逃さなかったからでしょう。そして、上司が身体を張ってナイトウさんを守ったことで、その裂け目が埋めあわされ、ヤマモトさんは牙を収めたのだと思うのです。

彼女との関わりは、看護師同士の連帯がいかに大事かを教えてくれるものでした。病む人と関わる上で、自分が孤独にならないのは、とても大事なこと。看護師自身にも、心に闇はありますからね。それが引き出されないようにしなければなりません。

思えばタナカさんの関わりでも、特にのめり込んでケアをしていたのは、少し年配の孤立しがちな先輩でした。ふとした時に、自分の心の闇に向かって、彼女は看護を始めたのではないでしょうか。それは初めから、患者さんの満足を引き出すものではなかったのかもしれません。

◆二〇年働いてタナカさんと和解する

精神科でのさまざまな体験と、そこからの思索は、その後経験した緩和ケア病棟での看護管理にも、本当に力になってくれました。

当時の緩和ケア病棟には、がんの治療がもうできない段階にきた患者さんが、いろんな病院から集まってきます。治療を諦めるつらさと引き替えに、よりよい看護を受けたい。それが多くの患者さんの希望でした。

これは当然の望みである一方で、一歩間違えば、「事例15 タナカさんについて語る時、私は私にとっての看護について語っている」のタナカさんのように、「二三時間足を揉んでも、揉んでいる間中、一時間揉まなかったことの苦情を言われる」関わりになりかねません。

私は初めから「何でもできる」とは言わず、「できないことも、できることもあります」、「ご満足いただけるかどうかは、患者さん次第の部分もあります」と、とはっきり伝えるようにしていました。そうしないと、「やってもらって当たり前」の感覚から希望が膨らんで、やがて不満ばかりに目がいくようになると思ったからです。

緩和ケア病棟は、一般の病棟よりは看護師の数が多めではあります。けれどもその分、多くを求める患者さんがそろうので、必ずしもケアの時間が長いとは限りません。

そして、同じ時間ケアをしても、それに満足するかしないかは、患者さん次第。満足は、相手に求めるばかりのものではなく、自分の中にはぐくむ力も必要。この現実も、互いにわかっておく方が良いと考えたのです。

また、「事例17　筋萎縮性側索硬化症と言われた女性の、壮絶な特定の看護師への意地悪から、人の心の闇を知る」のヤマモトさんとの関わりなどから、人間の心の闇を垣間見たことで、患者さんと医療者双方にとって、いかに感情、気分といった心の問題が大きいかがわかりました。この視点から、患者さんと医療者の関係性を捉え直すと、新たな発見があります。

タナカさんもヤマモトさんも極度の不安に陥っており、それが看護師の側にも伝播《でんぱ》していました。特にタナカさんの場合は、死が切迫していた分、私たちも一肌脱ごうとがんばりすぎ、互いに極限状況に陥ったと考えます。

その結果、タナカさんも私たちも、「事例16　モーレツな強迫性障害にとりつかれた結果、ものごとの優先度が崩壊。突飛、唐突、的外れな行動に終始した本人と家族」と同じような状態になっていました。当時の自分を考えると、ものすごくおかしなことをたくさんしていたんです。

だってそもそも、「八時からの日勤者は六時前から、二一時半からの夜勤者は一八時過ぎから」出勤してくる、ってところからして、かなり精神に変調を来しています。そして今思えば、早くから出てきて、私たちは悪事の限りを尽くしたようなものです。

当時だってなるべくするなと言われていた点滴の作り置きをしたり、朝食前に患者さんの浣腸や摘便をしまくって、病棟中を便臭で充満させたり。はたまた、昼過ぎの記録を、先取りで書こうとしたり。――普通だったら絶対すべきでないとわかる話が、あの時はわからなくなっていたのです。

あの時のタナカさんと私たちのあり方を理解するのには、強迫性障害の心理がぴたりとはまります。タナカさんは「何時間揉んでもらえるか」だけにこだわり、私たちは「何時間揉めるか」だけにこだわる。本当は、足を揉むのは手段であり、目的は楽になることでしょう。けれどもあの時の私たちの間では、足は揉まれるためにだけ揉まれていました。

手段が目的化したこのさまは、手を洗うことだけに注力して足が水虫だらけになった、事例16のスドウさんと同じ病理です。

これらの体験から、私は看護する側、される側が強迫的にならないよう、なるべくケアを回数や時間など量的に測定する感覚を避けるよう、部下に働きかけました。また、ケアにあたる人が孤立しないように気にしていましたが、こうした私のやり方がいつも奏功したわけではないし、失敗もたくさんありました。それでも、自分がなんとか緩和ケア病棟で働いているのは、タナカさんとの関わりから学んだ部分が大きい。その気持ちは段々強まっていきました。

そしてある日、私はしみじみタナカさんに感謝する気持ちになったのですが、そこで大変なことに気づきました。「タナカさんありがとう」と思いながら、顔を思い浮かべようとしても、私は彼の顔を覚えていなかったのです。

代わって、私が悲しいくらい細かく記憶していたのは、彼の足でした。

そうなった事情は、はっきり覚えています。罵られながら彼の足を揉むうち、私は彼の顔を見なくなっていたんですね。その気持ちには、「もう相手を人と思いたくない。人と思うと悲しくなる。ただ、足だ、と思っていたい」という、良くないけれども切実な自己防衛があったと思います。

でもそれを自覚した時私は、ぎょっとしたし、「ああ、顔が覚えていられるようなお世話をしたかったよなあ」と思いました。そこには相手を責める他罰も、過剰な自責もありません。これが私が初めてできた、タナカさんとの関わりの反省でした。

彼が亡くなってから十数年。看護師になってから二〇年ほど経った頃のことです。タナカさんはとうにこの世の人ではありませんが、私はようやく彼と和解ができたと感じました。そして、ここまで看護師を続けてきて良かったと、しみじみ思ったのです。一〇年で辞めていたら、私にとってタナカさんとの関わりは、やった、やられたの恨みで、終わっていたでしょう。

看護師という生き方を選んだら、いろいろ考えることです。できることはそうそう増えません。だから、できることより、わかることが大事。でも、そうそう簡単にわかることってないから……。結局、考えることがいちばん大事なんですよ。そう思ってからが、この仕事はいよいよ深みを増していくでしょう。

第3章

看護師は、生き抜く力が身につく仕事

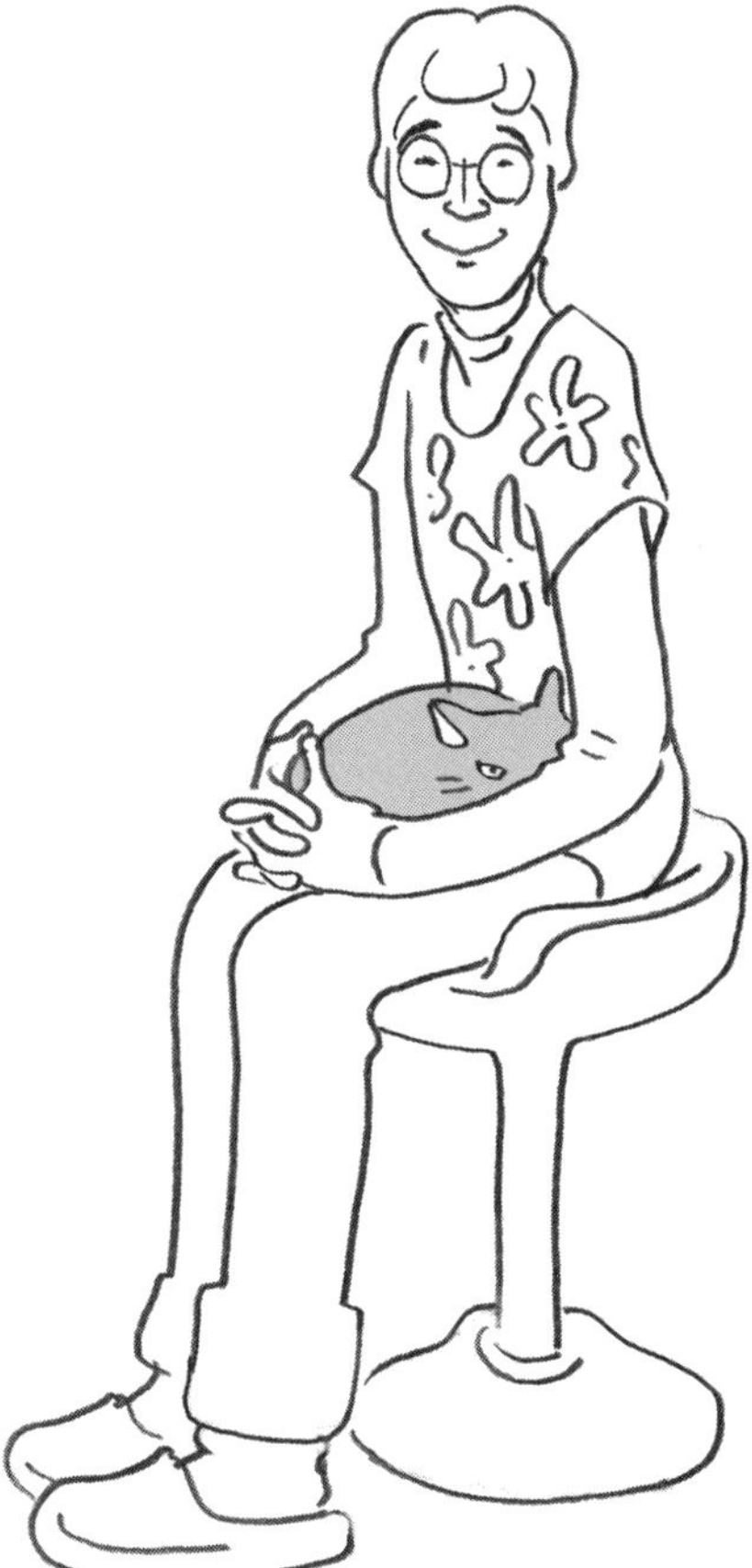

前の章では、経時的にひとりの看護師である私の変化をたどってきました。

私が看護師になった時生まれた子どもは、もう二六歳です。若くして看護師を志す人なら、私はもう母親の年。本当に長い間働いてきたな、と思います。

そんな私が今、これから看護師になろうと思う人に、何をお伝えしたいのか。改めて、考えてみました。それは、この仕事が、人間が本当はきちんと向き合わなければならない問題と向き合い、生き抜く力が身につく仕事だということです。

1　寛容さが大事と、身に染みる仕事

◆恥も涙もほどよく上書きしてくれる物語の力

どう考えても手がかかった新人の私ですが、それを根気よく育ててくれた先輩にはひたすら感謝しています。私が幸運だったのは、基本的に寛容であろうとする先輩に恵まれたこと。これに尽きます。忙しいけれども笑いが絶えない。それが私の育った内科病

棟でした。厳しく叱られた場面もあったはずなのですが、ほとんど覚えていません。「ほとんど覚えていない」と言うのは、「叱られた記憶はあるが、内容は具体的に覚えていない」という意味です。あるいは、叱られたのがもっともすぎて、「叱られた」体験としてではなく、自分が踏んだドジとしてしか記憶してない場合もあります。

例えば、ある時患者さんが急変して、私は気管内を吸引するチューブを持ってくるように言われました。ところがありかがわからず、なぜか太い浣腸《かんちょう》用のチューブを手にして現場に戻り、「浣腸じゃない！」と何人もの人から、怒号を飛ばされました。

この体験は、私にとって「叱られた体験」としてではなく、「急変の時に慌てて浣腸用のチューブを持って行ってしまった体験」として語られるものです。

だってもう、怒号が飛ぶのは当たり前。心肺蘇生《そせい》の場ですからね。ただでさえみんな声が大きくなっているところに、ドジを踏めば、怒号が飛ぶわけです。

私の上を行く伝説の失敗も、病棟では語り継がれていました。今はどこにでも置いてある自動体外式除細動器（ＡＥＤ）ですが、元々は医療者が使う手動の装置。急変に際しては、必ず現場に運ばれる必須アイテムなのは、昔も同様です。

で、ある時急変に際し、その場に居合わせた人が、ひとりの新人看護師に言いました。「除細動器持ってきて！」。その言葉が初耳だった彼女は、それがどんなものだかもわかりません。ものすごい緊張と焦りから、血走っている先輩や医師に聞き返すこともできず、なぜか「女性便器に違いない」と思い決め、ベッド上で使う白い差し込み便器を持ってきたのでした。

「はい！　女性便器です！」。と血走った集団に声をかけた彼女に、皆はどんな反応をしたんでしょう。その時まだ就職していない私は知るよしもありませんが。きっと、彼女は叱り飛ばされ、でも、すぐにその話は流れ、蘇生は粛々と続いたに相違ありません。「ジョサイドウキ」と「ジョセイベンキ」。意外に語感が似ているのですが……。あまりにも用途が違いますよねぇ。彼女の失敗は伝説と化し、後々までに語り継がれているのです。

いろんな病院にお邪魔して、いろんな同業者と話をすると、どたばたの中で思いがけない事件が起こるのは、いずこも同じです。話すと笑いになってしまうのも同じ。物語は、恥や涙もほどよく上書きし、つらいばかりの話ではないようにしてくれます。

これを可能にするのは、何よりもまず、まわりの人とのおしゃべり。物語は、休憩室や、深夜のナースステーションで磨かれていました。看護師として働き続けるために、言葉の果たす役割は、本当に大きいのです。

◆「まあ、人生いろいろありますよ」的な職場風土

私が幸運だったのは、物語を盛んに生み出す病棟に配属されたことです。当時二つあった一般内科の病棟は、このあたりのカラーがとても違っていて、私が所属していた東五階はうるさく、東四階は物静か。それは患者層の違いもあったのですが、看護師のカラーの違いが決定的だったと思います。

「東四階はホリプロ、東五階は吉本興業」。これが当時の院内の評価でした。いや、うまい言い方だと今でも思いますよ。ぴったり！

私の「必死は滑稽」の発見は、あの職場風土から生まれたものです。一言で言えば、なんだかんだ言っても、腹が据わってる。「まあ、人生いろいろありますよ」的な感覚が、共有できていたように思うのです。

それが私の中で初めて明確になったのは、ある患者さんが亡くなる場面です。この日私は何かと指導をしてくれた三〇歳近い先輩についており、その患者さんが亡くなる前後の様子をつぶさに見ていたのです。

以下の話はこれまで何度もしてきた話なのですが、私の原点として、外すことはできません。

事例18 「通夜の寿司は竹よ!」とドスのきいた声で妻は指示を出した

八〇代の男性・オオシマさんは、アルコール性の肝障害から肝臓がん、糖尿病を併発して、数年来入退院を繰り返していました。「職人の親方」とご家族はおっしゃっていましたが、全身に刺青《いれずみ》が入っていて、「集まってくる人は何となくその筋の人のようでもあり……。

作家の宮崎学が『突破者』で言うところの、「稼業者」=「稼業を持つヤクザ」というあたりが正解だったと今は思いますね。同年代とおぼしき妻は腰が曲がっているものの、いつも着物姿で迫力のある、印象深い女性でした。

いよいよオオシマさんの容体が悪くなり、亡くなった時、その場にいたご家族は妻の他、子ども夫婦が何組か。医師からの死亡宣告が行われるとすぐ、妻は個室の中にあった電話を取り、「ヨシコさん！　通夜の寿司は竹よ～！」とドスのきいた声で叫ぶように言ったのです。

ヨシコさんとは、妻が「一番のしっかり者」と言っていた、息子さんの妻。息子さんは何人かいて、ヨシコさんの夫は長男ではありませんでした。

何らかの一家を構えていた男性の死後は、葬儀が大変だったのでしょう。その準備のため、ヨシコさんは自宅に待機していたと思われます。

この時私は、人の臨終に落ち着いて立ち会うのは初めて。その瞬間先立たれる遺族がどのようになるのか、ほとんど経験がなかったのです。

そんな私にとって、「ヨシコさん！　通夜の寿司は竹よ～！」。これは衝撃でした。けれども、隣にいる先輩も、目の前にいる医師も、全く動じる気配はありません。それを見ると、私も何となくそういうものかと思え、一礼すると、先輩と一緒にいったん外に出ました。

それでも先輩から見ると、私は不可解な表情をしていたのでしょうね。先輩は私の肩をぽん、と叩くと、「宮子、生きていくって、大変なことなんだよ」と言いました。

看護師には、准看護師を経て看護師になるコースと、いきなり看護師になるコースがあります。この先輩はコヤマさんといって、特にお世話になった方のひとりです。准看護師、看護師と資格を取っていくコースで、ずっと働きながら学んできた苦労人でした。

私たち新人四人は、学校は皆違いましたが、高校卒業後三年間で看護師の資格が取れる、いわゆるレギュラーコース。その私たちにコヤマさんは、「どんなに仲が良くても給料袋は見せ合うな」と裏のオリエンテーションをしてくれました。

この時聞いた話を、私はずっと覚えています。ある時、給与明細を見せ合った際、コヤマさんの基本給は、レギュラーコースを出た同期より少しだけ安かったのでした。「些細《ささい》な額なんだよ、高かった方にとっては。でも安かった方は、一生忘れないんだよ」。

本書の巻末で詳しく説明するように、今でも看護師になるコースにはいろいろなコースがあります。私はできればコヤマさんがしたような思いを皆がしないでいけたらいいな、と思う。彼女のこの言葉は、今も大事にしています。

当時の東五階は、付属の専門学校卒業者が多い病院の中では、既卒や、他の学校を出た看護師が多い、混成部隊でした。「まあ、人生いろいろありますよ」的な職場風土は、こうしたいろんな背景を持った看護師がそろっていたおかげかもしれません。

患者さんもいろいろいれば、看護師も医者もいろいろいる。物語が生み出されるには、こうしたやわらかい感覚が欠かせません。

新人時代からこうした感覚で生きられたのは、看護師のみならず、書き手として育つ上でも、ものすごく大事なことだったと思います。

◆寛容さが大事と切実に思えるすばらしさ

私が看護学生だった一九八〇年代と比べて、患者さんの意識も大きく変わりました。権利意識が強まるにつれて、学生の受け持ちを拒否する人が増えたのです。これは全国共通の状況のようで、多くの看護教員や病棟の管理者が受け持ち患者さん選びに苦労しています。

つまり、「事例11　駆血帯もいらないくらい見事な血管を前に、弱気の虫に負けた」のような話は、今ではあり得ません。

何よりまず、安全第一の今では、学生の医療処置はNG。そして、学生の受け持ちを自ら希望する人なんて、今や絶滅種ですよ。この根底にあるのは、常に安全と患者さんの権利が重視される結果、現場で人を育てにくくなっている現実です。

今では学生だけでなく、新人看護師も寄せ付けない患者さんもいます。

事例11で私が受け持った患者さんも、「どうでもいいことは新人に頼め。親切にしてもらえるぞ。でも、採血はどんなに怖くても、主任さんだ。主任さんに頼めば一発だ」と、新入りの患者さんに囁《ささや》いてはいました。

でもその一方で、自ら進んで学生をつけてもらい、両腕が大丈夫なら進んで腕を出す。そんな気前の良さを持ち合わせていたんですよ。なんて言うのかな……。大人としてのゆとりが、今の患者さんとは、全然違う感じなのです。

もちろん私自身が大人になり、見方が厳しくなっている点もあるでしょうけれど。特に看護師長をしていた七年間は、自分の部署に限らず、さまざまなトラブルを目の当たりにして、世情の変化を痛切に感じましたね。

管理職になると、休日や夜勤帯、院内全体の責任者を代行する管理当直という仕事が輪番で回ります。これは病院によってもやり方は違うのですが、私が働いていた施設では、休日日勤帯が主任、夜勤帯は看護師長がこれを行っていました。

この管理当直では、他部署のトラブルも、その時間帯の責任者として、対応しなければならないのです。

事例19 いびきがうるさいと苦情を言い、いびきの張本人を転室させることにこだわった患者さん

ある日の管理当直で、夜間急患で来た高齢の男性をある病棟の二人部屋に、受けてもらいました。しばらくして、元からいた患者さんから「いびきがうるさい」との苦情があり、対応した看護師は、空いている別の二人部屋への転室を勧めたそうです。

するとその患者さんは、「うるさいのは向こうなのに、なぜ自分が動かされるのだ。向こうを動かすべきだ」と激怒。私が呼ばれて話を聞くことになったのです。

彼が私に言うことには、「空いている二人部屋のベッドが別にあるなら、なぜ自分の隣にわざわざ入れたのだ」。転室を勧められてまず、そこに腹を立ててしまったのですね。私は正直に、「わざわざではなく、それはたまたまです。もう一人患者さんが来れば、空いているところが埋まります。どちらが先かの違いです」と答えました。

彼は納得せず、「たまたまなんていいかげんだ」と何度も言っていましたが、ここは私も、譲りませんでした。確かに、ナースステーションから近いという理由はあったのです。ただ、それはあまりにわずかな違いで、言ったところでとってつけたような印象を与えると考えました。

ところが、ナースステーションで彼の話を聞いているうち、急患で入った患者さんの具合が悪くなってきました。これから処置をするのに、同室者がいてはやりにくくなります。

私は状況の変化を彼に伝え、今来た患者さんは病状が悪くなり、場所を移せないことを話しました。ここまで来て彼は、渋々転室を了承したのです。

この場面は、接遇、患者心理など、いろいろな方面から見当すれば、いくつも反省点が見つかるでしょう。私の言い方も、あれがベストではなかったかもしれません。患者さんが言外に伝えたいメッセージをもっと読み取るべきだ。そう考える人もいると思います。

そうした指摘は指摘としてありなのですが、そもそもこうしたことを言う人には、気持ちよい納得は望めない、というのが私の経験知でした。そして、私がここでこの場面を出したのは、この時苦情を言っている患者さんの姿勢に、とても現代的なものを感じたからです。

それは一言で言うと、「損をさせられることにきわめて敏感」であること。相手が悪いとするという他罰性、理由を求める説明責任も現代的ですが、それ以上に、「損をさせられたくない」という意志を強く感じたのでした。他罰性や、説明責任は、むしろ二次的なもののように思われました。

学生さんの受け持ちをお願いした時、よく言われたのは、「なぜ私なんですか?」。そして、「私じゃなきゃダメですか?」。これを言われた時は、私はそれ以上頼むのはやめていました。その理由が、この時わかりました。私は、損をさせられたくないと強く思っている人に、学生を委ねられないと直感していたのでしょう。

さらに言うと、学生の受け持ちを嫌がる人が増える一方で、即戦力を求める流れもあるわけです。これは看護師に限らず、あらゆる教育、現場に見られることです。

これって、ものすごくおかしくありませんか？　自分の腕は差し出さないのに、採血がうまくなってから来い、って言うわけですよね。そういう調子良さは誰でもあるんだろうけど。みんなが真顔でそう言う社会って、本当におかしい。変です。勘定が合いません。

私は、人の寛容さに支えられて看護師になりました。今は世の中が世知辛く、病院は忙しく、現場で手のかかる新人を育てるのは至難の業でしょう。私は本当に、恵まれていたと思います。

でも、若い人が育つのに必要なものは、今も昔も変わりません。損得にこだわらない、大人の寛容さが、若い世代を育てるのです。私個人は、権利、義務の関係を越えた気前の良さを、大人として持ち合わせたい。こうした考え方は、私が看護師として生きる中で、身につけた感覚です。

人が生きるのに寛容さが欠かせないと、切実にわかること。それは私自身の生き方にも、強く反映する発見でした。

2　やけにならずに「しょうがない」と思えるようになる仕事

◆医療の現場に蔓延する「陰謀論」

この時点までで私は総合病院で二二年、精神科病院で四年、合計二六年を看護師として働いています。この間しばしば感じてきたのが、医療の世界には、意外に悪人はいないな、ということでした。

この「意外に」というのがみそ。それだけ、この世界に入るまでの二〇年足らずの間にも、ネガティブなイメージを、育てていたという話なんですよ。

たとえば私は、「医師は偉くなるためには、患者さんを実験台にして、危ない橋を渡るような治療もやらなければならないんだ」と考えていました。あるいは、「治療費を稼ぐために、いらない薬も出している」とか。いずれも医者が悪いことをすると儲《もう》かるようにできている、という先入観が根強くあったんですね。

ところが、実際働き出してみると、これはあまりにも単純な思い込みだったことがわかりました。日本には保険診療という制度がありますから、これに沿った治療をしないと、損をするようにできているんですよ、基本的に。

それに抜け道がないとは断言できないし、悪意を持ってそれを乗り越えようとする人を阻止できないだろうとも思います。でもそれは、どんな制度にもつきものの限界であり、大事なのは、大多数の人が、それに沿っているということです。

はずれ値の人ばかりが話題になる結果、皆がはずれ値のように思われてしまう。そんなからくりがわかってからは、世の中を見る目がかなり変わりました。

以前の私は、「大根が高いのは、八百屋の欲が深いからだ」と怒っていたようなもの。大根が生産者から消費者に届くまでの複雑な仕組みを、全く無視していたわけですね。

確かに、強欲な八百屋さんだって、いるかもしれない。でも、だからといって、「大根が高いのは、八百屋の欲が深いからだ」という結論は、やっぱり間違っています。医師の話も、それと同じ話だというのが、今の私の大まかな感覚です。

思えば、世の中の仕組みは、いろいろ複雑なのに、それを特定の悪人のせいにする。この手の思考って、どの時代にもあるのではないでしょうか。いわゆる「陰謀論」というやつですね。以下は、医療の現場に象徴的なある場面です。

事例20 自分は実験材料にされている、と固く信じていた、ありふれた肺がんの男性

進行した肺がんで、化学療法と放射線療法を繰り返していた七〇代の男性・ヨシオカさん。肺がんの治療としては、非常にオーソドックスな治療を行い、結局発見から約一年ほどで亡くなりました。

この患者さんが忘れられないのは、病状が悪くなるにつれて、常に医師や看護師に疑いの目を向け、関係がぎくしゃくしたことです。

彼は亡くなる三ヶ月ほど前、脳への転移から手足に麻痺《まひ》が生じ、ベッドから起きるのが大変になりました。この頃から、「自分は、実験材料にされている。効くか効かない

かわからない、新しい治療を試されている」と言いだし、妻と娘もそれに同調したのですね。

行った治療としては、脳の転移巣への放射線照射が主。特に変わった治療はしていません。けれども彼の思い込みは、ほとんど妄想に近づいていました。

お互いに運がなかったのは、ちょうどこの時期、主治医が元々の所属だった大学病院に戻ったこと。「俺の実験結果のおかげで、あいつは大学で偉くなるんだ」と、訂正不能な思い込みを持つに至りました。

結局ヨシオカさんは、その思い込みを持ち続けたまま、家族共々心を閉ざし、最期を迎えました。

ヨシオカさんの事例は、家族関係にも難しさがありました。本人と妻は寡黙で、娘はかんしゃく持ちでした。元気な時、娘が両親を怒鳴り、収拾がつかなくなっているのを目にしたことがあります。私が近づいてきたのに気づいた男性が、「人目があるから」と娘を制したところ、何か暴言を吐いて娘は帰っていきました。

彼が妄想的になってからも、主にいろいろ言ってくるのは娘。ヨシオカさん夫婦は、いつも硬い表情で、多くを語りませんでしたね。言語的にわかり合おうとする習慣は、あまりない家族だったのかも知れません。

今思うと、病状の悪化を医師の野心と絡める陰謀論は、あの家族の言葉の浅さと、関連しているように思えます。物事の複雑さを考えられない人は、目の前の人に罪をなすりつけるのではないでしょうか。

思想家の内田樹は、「陰謀論が好まれるのは、知的負荷が低いからだ」としばしば指摘しています。内田氏の常に冴《さ》えた思考、鋭い筆致には、しばしば唸《うな》るところですが、この指摘には、なんの注釈もなく同意できました。

知的負荷という見地から見れば、医療制度は複雑で、知的負荷が大きいでしょうね。報道ひとつも落ち着いて読み解かないと理解できないのも、医療の世界で陰謀論が蔓延《まんえん》しやすい一因だと思います。

病気で具合の悪い人は、なかなか元々の知力さえも、振り絞るのが大変。ふだんなら、ちょっと考えればわかることが、わからなくなってしまう。これはもう、本人を責めるのは酷という気がします。

さらに難しいのは、こうした陰謀論が、患者さんのアイデンティティになり得る点。ヨシオカさんが、「実験材料にされる」という時、彼のがんは、希少なものとして、自覚されているわけです。実際には、彼のがんはありふれたがん。時期によっては治験などの対象にならないとは言えませんが、取り立てて実験材料にするような、希少性はありません。

彼の経過を思う時、病気をめぐる陰謀論は、本当に一筋縄ではいかないなあ、とため息が出ます。

私自身は、死ぬまで人を疑って終わるなんて、気の毒だな、と思うのですが、それはあくまでも私が今思うこと。ありきたりの病気で命を終えるよりも、とんでもない陰謀の被害者として終わる方がいいと、考える人もいるような気もします。

これはもう、私の手には負えません。

◆衰えや死を受け入れられない人が増える長寿社会

言い古されたことではありますが、医療の進歩によって、長寿社会となりました。元気な時期が長くなるだけでなく、病と共存しながら、生きる人も増えています。長寿社会とは、死ねない社会であって、元気に長生きできるかどうかは、運否天賦《うんぷてんぷ》です。

私の両親は、父が二〇〇一（平成一三）年、母が二〇一二（平成二四）年に、それぞれ七二歳と八〇歳で亡くなりました。父は糖尿病と肝臓がん、母は膠原《こうげん》病、慢性肺気腫、大腸がん、慢性骨髄性白血病と、それぞれ大病しながら、晩年を送りました。

特に母は七〇代の後半に慢性骨髄性白血病を患ってから、めっきり肺の機能が落ち、在宅酸素を始めていました。最後はまるで燃え尽きるように亡くなりましたが、大腸がん、慢性骨髄性白血病という、二つのがんをサバイバルしたのも、奇跡だったと思います。

母も父も、医療技術に延ばしてもらった寿命を生ききりました。母に限らず、多くの人が、その恩恵にあずかり、年を重ねるのです。

昔治らなかった病気が治るようになる、あるいは、治らないまでも、長期間の延命が期待できる。医療技術の進歩により、死は明らかに先延ばしにされるようになりました。

しかし、最終的には皆何かで死ぬ。この事実だけは、依然として変わりません。

「人間は病気じゃなくて、寿命で死ぬのよ」と言っていた母は、その言葉通り、最期は急速に衰え、苦労のない世界へ旅立ちました。

事例21 「病気は罰ゲームじゃない」と諭した私の言葉にうなだれた母

作家として生きた母は、最後の入院直前まで、執筆や講演の仕事をしていました。それらができなくなるからと入院を拒み、私とはずいぶんけんかをしたものです。

ある時期までは、病気とそれなりに折り合って生活していた母でしたが、病気が進行し、思うように行動できないいらだちを、周囲にぶつける場面も増えたのです。

亡くなる一年ほど前でしょうか。熱で入退院を頻繁に繰り返すようになった母は、入院を嫌がり、外来で私と大げんかになりました。どうにか入院はしたものの、若い医師には憎まれ口ばかり。私はかなり嫌気がさし、母のそばでむっと押し黙ってしまったのです。

すると母はかんしゃくを起こしてベッドを拳で何度も叩いた後、「ずっとぶれずにがんばってきたのに。こんなに病気ばかりするなんて！」と、さめざめと泣きました。

私は正直、そこまでにかなりうんざりしていました。そして、にべもなく言ったのです。「どんな生き方しているかなんて、病気には関係ないんだよ。病気は罰ゲームじゃありません。がんばって生きようと、いいかげんに生きようと。病気になる人はなるし、ならない人はならないよ」。

母は心底がっかりした様子で、うなだれていました。

あの時のがっかりした母の顔を思うと、気の毒なことを言ったかな、という気持ちがしないでもありません。でも、じゃあどう言えば良かったかを考えると、結局あれしかなかった。今もそう思います。

生き方の善し悪しに関係なく、誰もが病む可能性があり、それは諦めるしかありません。しかし、その一方で、元気に長生きをしている人もいるわけですからね。母は潔い人ではありましたが、人生を謳歌《おうか》していた分、心底この世の名残が尽きなかったのでしょうね。

医療の進歩が続く限り、死を受け入れられず、陰謀論に走る人が、ますます増えていくのかもしれません。ここはもう、腹をくくるしかないのでしょうか。

◆人には生きる権利がある。でもいつかは死ななければならない

今も私は、はつらつとした人生、仕事から命まで、あまりにも多くのものを失いつつある患者さんと関わり、「神も仏もないなあ」とやりきれない気持ちになります。

確かに病を得て学ぶものはあるでしょう。でもそれは、人が言うものではありません。多くの苦難を乗り越える中で、その人自身が到達すればめっけもの、の境地。やはり病むことは、大変なことだと思います。

改めて考えると、人には生きる権利があるというのに、いつかは死ななければならない。これって、本当に大変な矛盾ですよね。ここまではっきりと建前を現実が裏切っている世界は、そうそうないと思います。

看護師はその建前と現実、両方に関わります。生きる権利があるからと言って、死なないわけではなく、いつかは死ぬからと言って、生きる権利がないわけではない。そんな

なんともすっきりしない、矛盾を肌で感じながら、患者さんと関わるのです。

この矛盾は、元気な時には意識に上らず、いざ病気になって現実となってくると、許しがたい不条理として患者さんに襲いかかります。この矛盾をどう考え、生きようとするかに、その人の人間性が表れるのだと思います。

事例22 がんを患いながら転んで死んだ、父のすばらしい諦めっぷり

七二歳で亡くなった父は、お酒が大好き。六五歳から肝臓がんを患い、お腹の上から肝臓に針を刺してエタノールでがんを殺す治療をずっと続けていました。この効果は非常によく、再発しては治療を行い、毎日お酒を飲んで楽しく暮らしていたのです。

ある日父は酔っ払って居酒屋から戻った後、自宅で転んでしまいました。そのましばらく自室に引きこもり、母が気づいて、私が駆けつけ、病院へ連れて行くまでに、三日ほど日が経っていました。

腰椎圧迫骨折をしていた父は、整形外科の病棟に入院したのですが、約一週間で肺炎を起こし、急変。集中治療室で濃厚な治療を行ったものの、急変から約二週間で亡くな

ってしまいました。

父自身はこの経過について、こんな風に言っていました。「転ぶくらい身体が弱ったら、もう助からない。糖尿病やがんや、いろんな治療を受けて、そのせいで身体も弱ってしまった。でもそのおかげで生きてきたんだからね。命運が尽きたんだよ」。

がんの方はまだ年単位で延命できたと思うのですが、父自身は衰えを強く感じ、諦めてしまったのでしょう。でも私も母も、その諦めの良さ、ちょっと人よりずれている感じを、父らしい死と受け止め、「良い死に方だったね〜」といつも話していました。

父は前にも述べた通り、どこか浮き世離れした、憎めない変人だったのです。子どもの私にも、「人間は、生まれることも死ぬことも選べない」と、よく話していました。自分の人生観からしか、子どもに対しても話せない人だったのでしょうね。

少し大きくなってからは、こんなことを聞いた覚えもあります。「男に生まれるか、女に生まれるか。日本に生まれるか、アフリカに生まれるか。豊かな家に生まれるか、貧乏な家に生まれるか。誰にも選べない。だから、持って生まれた条件は決して公平じゃない。でも、誰も自分がどこに生まれるか選べないという点では、平等なんだよ」。

今になると、とっても深いことを言っていたんだな～、とわかります。

ある時父は私に、「人生とは、出されたご飯をおいしく食べることだよ」と真顔で言いました。あれは父の人生観そのものだったんでしょうね。病気になってわかりました。父はがんの治療については、すべて私任せ。病気にかかわらず、じたばたしない余生を選んだのだと思います。

私が働き始めた昭和の終わりから見ても、医療の世界では、医師主導から患者主体の医療へと大きく変わってきました。結果として、自己決定権が非常に重んじられるようになりました。でも、父の「私に任せる」もまた、自己決定だったのではないでしょうか。

生きている間は一生懸命生き、病状が悪くなったら、誰のせいにもせず、それをなりゆきとして受け止める。最後まで戦い抜いた母の死とは対照的な、諦めが良すぎた死。あの二人の人生に伴走した思い出は、かけがえのないものです。

また、死はどのような形で人を襲うかわかりません。突然の事故や災害、時には犯罪によって亡くなる人もいます。病院でも、残念ながら最後の最後まで苦痛の中で亡くなる人もいるのです。もちろん、死を少しでも安らかにとは、本人のみならず、見送る周囲の気持ちでもあります。

看護師としてそうした人と関わる時、私は、少しでも死を安らかにと思う一方で、死に方という一点だけで、その人の人生まで評価しないであげてほしいな、とも思うのです。

なぜなら今日突然、車にはねられて私が死んでも、これまで生きた私の人生のすべてがなかったことになるわけではないからです。生きている時の私は、怒ったり笑ったり泣いたり喜んだり嘆いたり……起伏ある生活を送ったのであり、車にはねられてしまうのは不運だけれども、だからといって人生のすべてが不幸だったわけではありません。不運な最後に見舞われたら最後、全部の人生が不幸と決めつけられる方が、私にはよっぽど侮辱的。「不運な最期だったけど、けっこういい思いして生きてたよね」と見てもらえる方が、どれだけ残される人もうれしいかと思うのです。

人間はいつか死ぬ。それを横目に見ながら、生きる人を支えるのが、この仕事の奥深さであり、建前だけではできない面白さだと感じています。

3　わかることも、わからないことも大事にしよう！

◆わかることの大切さを大学通信教育で知った

できることからわかること、そして考えることへと、価値観が移り変わったことが、長くこの仕事を続けられた、大きな力のひとつです。「わかる」とひと言で言っても、その内容や姿勢にはいろいろあって、軽々に「わかる」と言えない難しさがあります。特に、他人とのかかわりでは、わかることの裏付けには決してわかり得ないことがある、とのわきまえがあります。また、わかろうとして考えていくには知識が力になりますから、幅広い知識をたくわえて損はないのです。そして、わかることの味わいを教えてくれたのは、大学通信教育と精神科看護でした。

三〇歳になる前、無力感にとらわれていた時期に、私は当時の上司から長期の研修に行かないかとすすめられ、にべもなく断ってしまいました。「看護は仕事だけでたくさんです。勉強するなら、何か別の領域のことをやりたいですね」。

今思えば無礼な返事を恥じ入るばかり。とはいえ、あの当時も、「学ぶのは良い気分転換かも」とはっと気づかせてもらった感覚はありましたよ。今も当時の上司には感謝しています。

私が選んだ学びの場は、美大の大学通信教育でした。今は四年制オンリーになっている武蔵野美術大学の通信教育。当時は短期大学部しかなく、私はそこで、グラフィックデザインを学びました。

この学校に入学したのは一九九三（平成五）年四月、私が三〇歳になる年です。最短二年のところを、三年かけて卒業しました。この体験が非常に楽しく、以後五〇歳になる二〇一三（平成二五）年までの二〇年間、ほぼ休みなく学生であり続けたのです。最後四年間の博士後期課程以外は、すべて大学通信教育でした。

以下は一九九三年、武蔵美《ムサビ》入学以降の、私の学習歴です。

一九九六年　武蔵野美術大学短期大学部通信教育部　デザイン科グラフィックデザイ

ン専攻　卒業
二〇〇〇年　産能大学通信教育部　経営情報学部　経営情報学科　卒業
二〇〇一年　中央大学通信教育部　法学部　法律学科　中退
二〇〇三年　明星大学人文学研究科　教育学専攻修士課程（通信教育課程）修了、修士（教育学）
二〇〇七年　武蔵野美術大学造形学部通信教育部　芸術文化学科造形研究コース　卒業
二〇〇七年　日本大学通信教育部　文理学部文学専攻（英文学）中退
二〇〇八年　武蔵野美術大学造形学部通信教育部　デザイン情報学科コミュニケーションデザインコース　中退
二〇一三年　東京女子医科大学大学院看護学研究科　博士後期課程　看護職生涯発達学分野　修了、博士（看護学）

いや～すごいですね。これだけ見ると、本当に変な奴《やつ》に見えますね～。
私が大学で学んだのは、ひとつには看護とは別世界の知識であり、もうひとつは、外から看護の世界を見る視点でした。最初に入ったデザイン学科は私の学習歴の中では最も看護から距離があるのですが、意外な類似点を発見しました。

デザインには、確固たる地位を築いている美術という世界に対抗していかなければならない側面があり、その何とも言えない複雑なメンタリティが、医学に対する看護と似ているんですよ。これに気づいた時は、しみじみ、「ああ、看護の世界だけが屈折してるんじゃないんだな」と思いましたよ。

これは、看護の世界だけにいたのでは、絶対にわかりません。「わかる」ということが、嫌気がささないためには大事なんだと、しみじみ実感したのです。これこそ、学ぶ御利益だと思いました。

そして直近の女子医大では、看護師の人生とその人の看護の関わりを深く探究するテーマに取り組みました。いろいろな領域に学んだことがまた看護に反映していくのです。いや、ほんとうに、良い仕事を選んだな、と思いましたよ。

◆自分の思考が届かなくなる地点

内科病棟から精神科病棟に移ってからは、経過が長く、なかなか治らない患者さんと関わるようになりました。その中で私が一番変わったのは、白黒つけないでいいや、という態度でした。「苦痛が強い時の言動・行動に、患者はどこまで責任があるのか」という私の長年の問いそのものが、どうでも良くなってしまったのです。

事例23 進行がんを患う看護師に向かって、「死にたい！ 殺せ！」とわめき続けた女性

過食嘔吐《おうと》を繰り返して入院してきた五〇代前半の女性・ホンマさんは、慢性的な希死念慮があり、不安定になっては、「死にたいの」とナースステーションで泣きじゃくっていました。

そんなある日、ホンマさんと同年代の先輩看護師・ヤスダさんが進行した乳がんとわかり、治療のため病欠に入る直前の勤務に就いていました。そんな事実を知りようもない患者さんたちは、いつも通り。私はヤスダさんと夜二人きりの勤務で、どうしても一緒にいると、悲しくなってしまったのでした。

就寝前、不安定になったホンマさんはナースステーションに来て、ヤスダさんの言葉尻をとらえては揚げ足を取り、泣き続けて困らせたあげく、床にひっくり返って転がりながら泣きわめきました。

「だから、死にたいって言ってるんだぁ〜！　殺せ〜！　殺してよ〜」。ナースステーションの流しの前に立ち、黙って足下に転がってくる彼女を見下ろしている先輩を見て、私はとても冷静ではいられませんでした。

知らないこととは言え、言う相手が悪すぎる。私は心の中で、「そんなに死にたいなら、ヤスダさんと代わってあげなさい！」と、思わず毒づいていたのです。

ヤスダさんはしばらく黙っていましたが、やがて、穏やかな口調で言いました。「ねえ、ホンマさん。生きるとか死ぬとかって言うのはね、人間の思うようにはならないみたいよ」。

ヤスダさんの声は本当に穏やかで、いやほんとうに……神様の声のようでした。ホンマさんはその後もしばらく泣きわめきましたが、やがて薬をもらい、ベッドに戻っていきます。

とても不謹慎ですが、私はその声を聞いて、ああ、ヤスダさんは本当に助からないんだろうな。そう思いました。そして、もう自分の頭ではどう考えれば良いかもわからない場面を前に、白黒つける気持ちは、完全に失せていたのです。

その後、ヤスダさんは、治療をしたもののその効果は薄く、一年ほどで亡くなりました。そしてあの時は、まだまだ先が長いと思われていたホンマさんも、すでにこの世を去りました。激しい過食嘔吐に身体がついて行かず、腎不全からその他の合併症が重なり、亡くなってしまったのです。

この経過をこうして書いていると、しみじみ、誰が正しい、間違っていると、白黒つけることそのものが無意味に思えます。あんまり悟ったことは言いたくないのですが、「みんな死んでしまうんだな」みたいな気持ちです。

こうした虚無感は、この仕事をしている以上、時に避けられないものではあります。でも、若いうちからこれにとらわれっぱなしになると、なんか人生投げちゃうようで。そうはなりたくないと思ってきました。

でも大丈夫。そうはなりません。なぜなら、その先を、いろいろ考えていくからです。あれこれ考え、自分の持ち札で足りなくなる感覚までいってしまう。この体験は貴重です。

自分の思考が及ばない地点に行くと、そこにまた新たな世界が始まります。ここではそれは、白黒つけることが無意味になる。そんな境地でした。でもきっと、まだまだ先はありそうです。

◆「ひとの気持ちはわからない」から出発しよう

看護師は、「患者さんの気持ちに寄り添う」ことが大事と、いろんな人が言っています。でも、本当にそんなことって、できるのでしょうか？　この点、私は、かなり懐疑的なのです。

これまでに何人かの患者さんから、「元気な人には、このつらさはわからない」と言われ、基本的には「そうだよなあ。わからないよなあ」と思ってきました。

この気持ちは今も変わりません。患者さんの気持ちをわかろうという努力はする。その上で、究極的にはわからないことを自覚し、えらそうにしないように。これが私の基本的なスタンスです。

ただその一方で、最近ちょっと過激に、こんなことを思うようになりました。人間関係において、どちらか一方だけが相手を理解しようとし、もう一方は全く理解しなくて良い。そんな関係が果たして成り立つのか、ということです。

「元気な人にはこのつらさはわからない」というのは事実で、私もこれは同意できます。けれどもこの言葉が、「元気な人は、つらい患者の気持ちをわかるべきだ」という要求として言われたら、正直、違和感が生じます。

なぜなら、わからないのはお互いさま。「元気な人にはこのつらさはわからない」と言う人は、そう言われる「元気な」人の気持ちを、わかろうとしているのだろうか？

そこを私は、問わずにいられないのです。

事例24 母親の世話にすべての時間を割こうと思えない葛藤をぶつけた時、私にはあなたの気持ちはわからない、と正直に言った母

母の最後の入院は、半年近くに及び、博士課程の学生だった私は論文を書き、今の職場で働き、その間をぬって、食事介助のために病院へ通いました。しかし、具合が悪く、心細くなる母は、私が帰るのを嫌がるようになり、その場を離れると、ナースコールを連打。私はとうとうある時、母に涙ながらにこう言ってしまいました。

「仕事にいかなくても、生活は何とかなると思う。でもやっぱり、全部の時間を輝子さんに捧げる気持ちになってあげられないの。自分がやりたいことを、全部我慢するってことができない。輝子さんがつらいのはわかるし、できるだけのことをしてあげたい。でも自分の人生も諦められないの。輝子さんが私の立場だったら、どうするかな?」

私の言葉にはっとした母は、ゆっくり言葉を選びながら、こう答えました。

「私にはわからない。あっちゃんは、まだ四〇代で、まだまだやりたいことがたくさんあるでしょう? 私は八〇歳で、やりたいことはずいぶんやってきた。あっちゃんは途上の人。途上の人の気持ちは、わたしにはわからない」。

病状が思わしくなくなってからは、気むずかしかった母でした。正直、うんざりもしたし、けんかもした。でも、この言葉を聞いた後、私は「母はわがままだけれども、決して厚かましくない、あっぱれな人だなあ」と思うようになりました。

「弱者になって、初めてその気持ちがわかった」と言うのは、母も同様でした。また、「あなたに私の気持ちはわからない！」とマジギレされもした。でも、母はそれだけじゃなかったんですね。

健康な娘に対して、「あなたのことはわからない」とわざわざ言える親はどれだけいるでしょうか。

「あなたも世話される側になったらわかる」的なことを言い、あくまでも自分はわかられる人、あなたはわかろうとする人。その立場から出ない人の方が、圧倒的に多いのではないでしょうか。

ある体験をすると、それを体験しなかった自分の記憶が上書きされ、体験しなかった自分の記憶は薄れてしまうものです。だから、結婚している人は、していない人の気持ちはわからない。子どものいる人は、いない人の気持ちはわからない。そうしたことが起こるわけです。

高齢の患者さんの中には、「自分も若い時はわからなかったが、年を取ると本当に疲れて大変だ」と、常に若い人に気遣いを求めるように見える人がいます。けれどもこれは、一見正しくても本当はおかしい話。だって、そう言っている本人だって、若い頃は、高齢者の大変さって、わからなかったわけですよね。そのわからなかった自分への振り返りは、ないのでしょうか。

私もその時になればわかりませんが、できることなら、「私も若い頃はわからなかったから、わかられなくてもしょうがない」と思えるようでありたいと思うんですね。人に要求し、裁くよりも、苦笑して許す方に、自分が重ねた体験は使いたいのです。

今は小さなことで人間関係がぎくしゃくし、すぐにネットに悪口が書き込まれる、殺伐とした時代です。私にはその一番の原因は、一方的に相手に求め、それがかなわずキレる——そうした厚かましさにあるのではないかと感じています。

相手を理解することなく、自分だけが理解されて当然だ、という気持ちは、人間としての成熟を止める考え方。どんなにお金を払っていようと、病に苦しんでいようと、お互いに気づかう姿勢が、人間の正気を保つのではないでしょうか。

思うようにならない人生を生きるのは、皆同じ。そこは患者さんも看護師もありません。だから、「ひとの気持ちはわからない」ことを認め合い、お互いわかり合おうと歩み寄る。そんな関わりができれば良いな、と思います。

とりあえず、ここが五〇歳になる私の着地点。私の看護師として生きる人生は、これからもまだまだ続きます！

あとがき――看護師として生きたいあなたへ

この本は、一年前に出ていなければいけなかったのです。ところが一年留年したため、刊行が遅れてしまいました。

そして、この春、無事大学院を修了。この本は、博士学位取得後の第一作です。

この遅れた一年こそ、私の人生の大きな山の年でもありました。母の死と家の建て替えがほぼ同時進行し、そのすべてをよくも乗り切ったものだと思います。でも多分、こうしたことがすべてあったからこそ、この本が書けたとも思うんですね。書き終わった今、私はとてもハッピーです。

ここに載せた事例は、以前の著作に書いたものがいくつもあります。けれども恐らく、その語り口は大きく違うはず。物語も、私の中で育ち続けているからです。

懸念もあります。私自身が本文で述べたように、記憶は上書きされていきます。五〇歳の私は、五〇歳の今の気持ちを書くことしかできません。

今の私は、看護師として生きていく覚悟ができています。いつからこの覚悟が決まったのか。それは定かではありません。二〇代はまだまだ。三〇代もまだ。四〇代はそろそろ……かな。

年数を経ての自分の変化は、本文中にも書きましたが、それがいつのことなのかは、はっきりしない。気づけば覚悟ができていた。そんな感じなんですね。

そんな覚悟の決まらぬ二〇代、三〇代の経験を書いていても、そこにあるのは私の今の気持ち。覚悟が決まっている今の私の考え方が強く反映しています。

まだあなたは、覚悟なんて決まっていないだろうし、本当に食べていける仕事に就けるのか、不安でいっぱいかもしれません。でも、この仕事と縁があり、なんとなく看護師になっても大丈夫。看護師っぽさというのは、意識して身に着けるものではなく、気づけばそうなっているものだと思います。

こうしてあれこれ考えながら、改めて、すべての出来事は過去になっていたのだなあ、と思うのですよ。そして私は、不思議な満足感ににんまりするのです。

若さの渦中にいる時、そのつらさは、永遠に続くように思われました。いつも焦っていた一〇代、本当に経済的自立ができるのか不安だった、看護師になるまでの時期。若さを持てあますように放熱していた二〇代、人生に足りないものばかりが見えた三〇代……。思い出すと息苦しくなります。でもそれは、大いなる勘違い。若い時期はいつか終わるんですね。

ただ、今書いてきたことを振り返ると、私の人生をめぐる諸問題は、一四歳から一七歳の間に、ほぼ出尽くしていたような気もします。「自分には、今の自分じゃない人生もあったのではないだろうか」。親との関係から、漠然と、そんなことを考えるところから、私の思索は始まりました。

それを言語化するかどうかは別として、多くの人が、実はそんな感じなのではないでしょうか。これこそ、渦中にいる時はわかりません。でもそれを思う今となっては、若い時期に考えることの大切さは、伝えたいところです。

自分がもう若くないことを感じつつ。

いろいろ考えすぎて、つらかった分、若さを失うことを私は恐れていません。この先身動きもつらい状況になれば、わかりませんが。顔のしわが増える、腹のまわりがたるむ、多少無理が利かなくなる。このくらいのことは引き受けてでも、若さと引き替えに人生が練れていく感じを、私は歓迎しています。

とはいえ、年を重ねてすべてが帳消しとはいきません。今も思い返すのが恥ずかしい出来事はたくさんあります。謝って回りたいこと、墓場まで持っていく秘密。この先もつけを払い続ける過去は、たくさんあります。これからもきっとそうした失敗を、私は重ねるでしょう。

こうした自分の人生への考え方は、看護師であることと強く関連しています。ここまでどっぷり看護師として生きてしまうと、もう人生と看護師であることは切り離せません。ほかの仕事に就くとどうなるのか……これはもう、わかりませんね。

看護師は、自分が生きてきたように看護をします。それ以上にもそれ以下にもなれない気がする。

看護師になろうと思う人に、この仕事の魅力をさらに感じていただけたら、とてもうれしいです。

最後になりましたが、いつも適切なコメントでフォローしてくださいました筑摩書房の金子千里さんに、心から感謝いたします。また、イラストをお引き受けくださいました、高野文子さん。本当にありがとうございます。

看護師としてものを書く人生を生き始めた当初から、同じ看護職でもある高野さんにはお世話になりました。いろいろな意味で新たな出発の時期に、また一緒に仕事ができたことが、本当にうれしいです。

二〇一三年五月三十一日

宮子あずさ

付録 看護師になるまでのケーススタディ

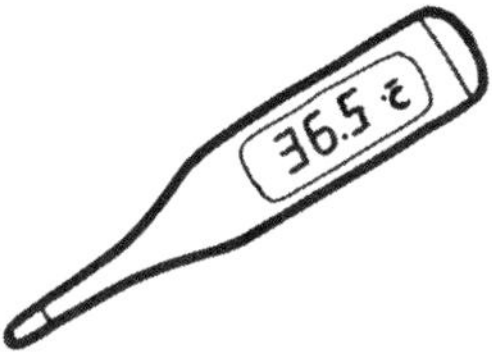

1 准看護師と看護師

◆中学を出た時点から選べる看護師への道ですが……

これまでにも、看護師になるコースにはいくつものコースがある、と書いてきました。そこで、現時点でのコースを、なるべくわかりやすく説明します。

看護師という仕事は、二〇一三年現在、中学校を卒業した人すべてに開かれています。看護師になろうと思う人には、いろいろな経歴の人がいるでしょう。順を追って、中学を出た時点から、選びうるコースを説明していきます。

なお、看護師系の学校は、文部科学省と厚生労働省の管轄が入り組んでおり、養成所、学校などの種別が複雑で、正式な名称が、とてもわかりにくいのです。ですからここでは、准看護師を養成する学校は「准看護師学校」、看護師になるための学校は「専門学校、短期大学、大学」と単純化して説明いたします。

まず、中学校を出た時点で選べる看護系の学校は、准看護師学校と、高等学校衛生看護科です。准看護師学校は二年制。卒業すると准看護師の資格が取れます。高等学校衛生看護科は三年制。卒業すると、准看護師と高校卒業の資格が同時に取れます。

准看護師学校を卒業すると、一八歳になる年に准看護師として働き、看護職デビューが果たせます。つまり、一番若くして資格を持って働けるわけですね。ただし、高校卒業の資格がないと、准看護師から看護師になるための看護学校――二年課程、いわゆる〝進学コース〟――への進学までに、三年以上の実務を積まなければなりません。このように、中卒後すぐに准看護師学校に入った人と、普通高校を出てから准看護師学校に入った人は、その後、二年課程に入学可能になる年齢は、一緒になります。

次に、高等学校衛生看護科の場合、卒業時点で高校卒業の資格がありますから、実務経験なしに、二年課程への進学が可能です。また、高等学校衛生看護科（三年）に、准看護師が看護師資格を取るための専攻科（二年）をセットにした、五年一貫看護師養成課程校という学校もあり、いずれも中卒後五年、二一歳になる年に看護師の資格が取れる、中卒後最短の道になっています。

私のところには、看護師になりたいと思う人から多くのメールが来るのですが、中には中

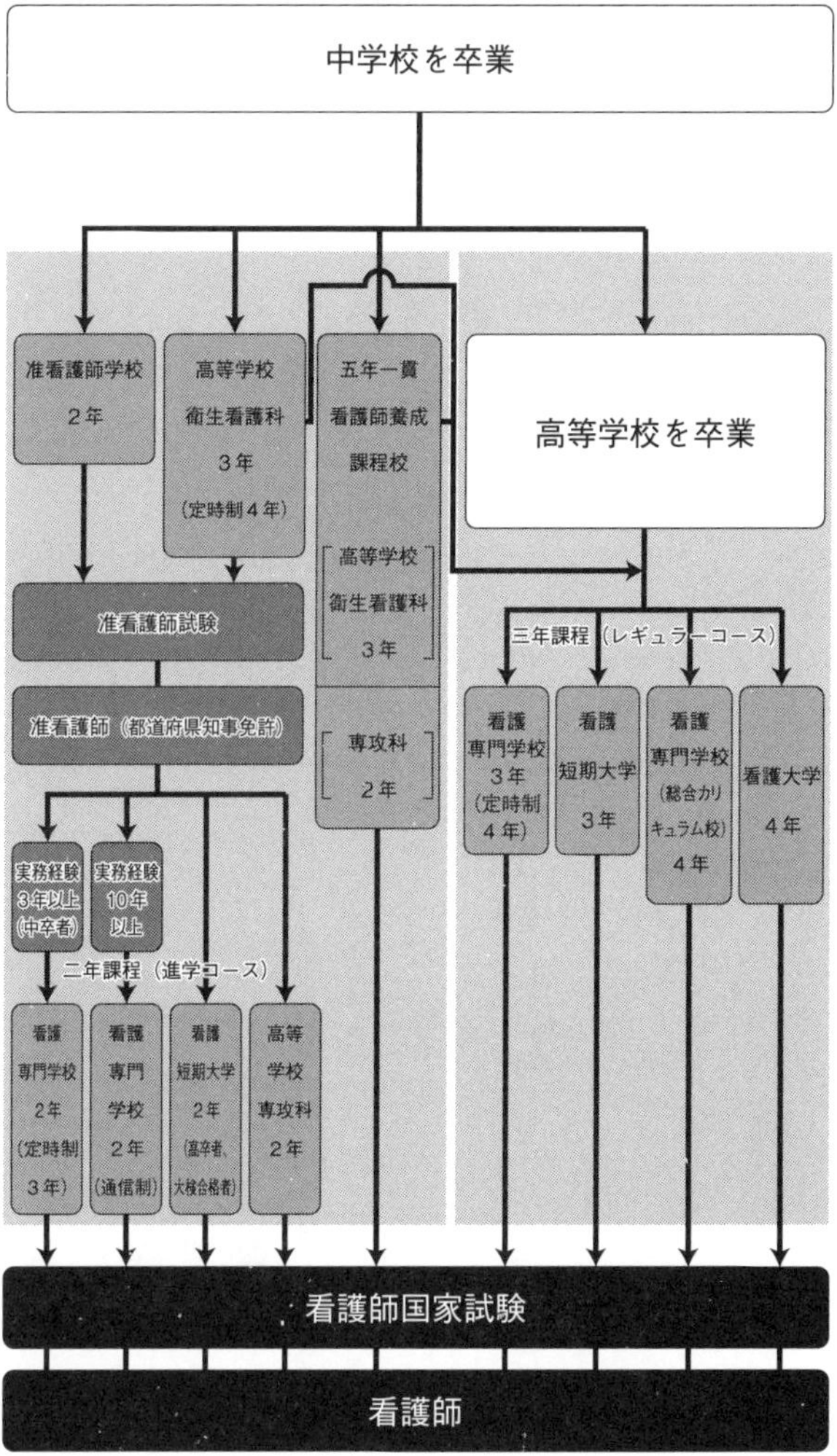

中学校を卒業
准看護師学校
2年
高等学校
衛生看護科
3年
(定時制4年)
五年一貫
看護師養成
課程校
高等学校
衛生看護科
3年
専攻科
2年
高等学校を卒業
准看護師試験
准看護師(都道府県知事免許)
三年課程(レギュラーコース)
看護
専門学校
3年
(定時制
4年)
看護
短期大学
3年
看護
専門学校
(総合カリキュラム校)
4年
看護大学
4年
実務経験
3年以上
(中卒者)
実務経験
10年
以上
二年課程(進学コース)
看護
専門学校
2年
(定時制
3年)
看護
専門
学校
2年
(通信制)
看護
短期大学
2年
(高卒者、大検合格者)
高等
学校
専攻科
2年
看護師国家試験
看護師

学生や、その親御さんから、「看護師になりたいとの希望は決まっているのだが、普通高校に進むか、衛生看護科に進むか迷っている」という相談があります。

これに対する私の答えはいつも同じで、高等学校普通科への進学を勧めています。理由は、中学生の時の気持ちだけで、将来を決めるのは、やっぱり難しいと思うから。いろいろな選択肢を持っておくためには、普通科の方が良いのではないか。これが私の考えです。

確かに、最初決めた通りに、事は運ぶかもしれません。看護師仲間の中には、それこそ幼い頃から看護師を志し、それが一度も揺らがなかった、という人もいます。でもそれはあくまでも結果に過ぎないと思うのです。もし他のことをやりたいと思った時、衛生看護科より普通科の方が、選択の幅が広いのではないでしょうか。

また、准看護師学校について言うと、看護師を志すならば、やはり高校卒業程度の学力は必要です。准看護師学校に行くとしても、やはり高校を出てからにした方が良いでしょう。

看護師のように、高校卒業資格がなくても取れる資格は、今では珍しくなりました。例えば、昔は中学卒業でもなれた美容師、理容師も、今では資格を取るための学校に入るには高校卒業資格が必要になっています。今後、看護師も同様の制限がつく可能性があり、実際、看護師を目指す人のほとんどは高校卒業資格を持っています。

先にお話ししたように、中学を卒業してすぐ准看護師学校に入ると、二年課程の看護専門学校への進学には、実務三年が必要になります。看護師になる年数は結局同じですから、わざわざ中学を出てすぐに進学する必要はないと思います。

なお、高校に行かなくても、大学入学資格検定（大検）により、高校卒業資格を取ることは可能です。高校を卒業せずに看護師を志す方は、ぜひご一考ください。

◆准看護師を経るか、経ないかは、大きな分かれ道

看護師になろうと決めた人がまず考えるのは、専門学校、短期大学、大学のうち、どの学校に進むかでしょう。けれどもその前に、看護師になるコースには、准看護師を経て看護師になるか、いきなり看護師になるかの二通りの道があります。これについても、理解した上で進路を決めましょう。

私が最もよく相談を受けるのは、「会社を辞めて看護師を目指そうと決めたのですが、経済的にも苦しい状態で目指すには、准看護師学校から進む方が良いでしょうか」というパターン。中には、「准看護師学校に行くしかないのですが、先々給料や昇進で差はつきますか？」という切実な質問もあります。

まず、最初の質問については、どれだけ稼ぎたいかによって、答えは変わります。自分ひとりの力で生活費まで稼ぎながら看護師になろうとするのであれば、准看護師学校から二年課程の定時制（三年）に進学するのが、最も長時間働けるでしょう。

ちなみに、もうひとつの道としては、三年課程の定時制（四年）があります。これは日本で数校しかなく、一般的とは言い難いのが実情。したがって、なるべく多く稼いで看護師になりたいというのであれば、准看護師学校から進むしかないかもしれません。

ただ、准看護師学校を含めて五年という期間は、意外と長いんですよ。この年月を、働きながら学んでいくのは、想像以上に大変。挫折する人も少なくないのです。ですから、多少の無理と工夫で何とかなるならば、三年課程の全日制（三年）――いわゆる〝レギュラーコース〟――への進学を強くお勧めします。

学費も私の時代よりは高くなりましたが、大学に比べて安いところも多いと思います。学校によっては、実習の時期以外は、バイトも可能。奨学金が取れる場合もあるでしょうから、最初から高嶺の花と決めつけず、三年課程の道も、是非探ってみてください。

私が受けた相談を思い返すと、一度は准看護師学校を考え、結局は三年課程を選んだという人がたくさんいます。相談者の中で、准看護師学校に進んだ人は、ごくわずかです。

そうはいっても、二つめのご質問のように、絶対に准看護師学校、と強く決めている人もいます。繰り返しになりますが、私は看護師になるまでの年月と、体力的な負担を考えると、お勧めはしません。けれども、最後の手段として、准看護師学校を選ばざるを得ない人がいるのも理解できるんですよ。

ですから、熟慮の結果、准看護師学校を選んだのであれば、それもまた一つの選択です。その選択に敬意を表しつつ、卒業したらなるべく早く進学をして、看護師資格を取るようお勧めしたいと思います。

今の制度では、一〇年以上、准看護師として働くと、二年課程の通信制（二年）に入ることができます。通学に比べれば学業との両立は楽ですが、今の医療水準を考えると、准看護師のまま働くのは、知識の点で心もとないと感じます。

こうした限界もあってか、准看護師を採用する施設は、年々限られてきています。「どこでも働ける」資格職の利点を生かして自由に生きるためにも、看護師の資格を取るよう、お勧めしたいのです。

では、准看護師を経て看護師になった人と、いきなり看護師になった人とでは、扱いが違うのか？　これについては、「ヨシコさん！　通夜の寿司は竹よ〜！」の叫びを一緒に聞いた先輩の話として、基本給が、レギュラーコース出身者より少し安かったと書きました。こうした現実は、今もあるでしょう。

ですから、答えとしては、扱いが違う可能性は否定できない。ただし、初任給が多少違っても、管理職者になる道が閉ざされているとは限りません。私の知る限り、准看護師から看護師になり、看護管理者になった人は数え切れないほどいます。

一方、制度そのものについて言えば、准看護師制度は、これからどうなるか不透明です。都道府県知事の免許なので、自治体ごとに、養成への熱意も異なります。二〇一三年時点で神奈川県知事の黒岩祐治氏は、県立の准看護師学校の募集をすでに停止。民間の准看護師養成施設に対する補助金も打ち切る方向としています。

知事は選挙で選ばれますから、知事が替われば政策も変わり得ます。けれども、世の中全体の大きな流れとして、准看護師制度は、時期はともあれ、少しずつ終わっていく制度だと思います。

ですから、今から入るのであれば多少のリスクは覚悟しましょう。さらに踏み込んで言えば、組織に対して不満が生じた時に、「自分は准看護師出身だから不当な扱いを受けるのだ」と思いそうな人は、石にかじりついてでも、准看護師を経ずに看護師になった方が良いと思います。

世の中は、思うに任せないことがたくさんあり、昇進などはその筆頭です。出身学校以外にも、さまざまな要素がそこには絡むのですが、こだわりが強いほど、そうは受け止められないようです。

世の中がどうか、という以上に、ここは自分のこだわりのツボを十分に吟味し、リスクを理解した上で、決めることをお勧めします。

2　専門学校、短大、大学――三年課程の三つのコース

◆選べるならば大学をお勧めします

ここまでの私の考えをまとめると、高校卒業後に看護師になるための学校に入った方が良く、お金の工面さえつくならば、わざわざ選んで准看護師学校に入る必要はない。……そんなまとめになります。

その先に話を進めると、高校を出てから准看護師を経ないで看護師の資格を取る、三年課程には、専門学校、短期大学、大学の三つの学校があります。実は最もよくいただくご相談

はこれのどれが良いか、というお尋ね。「高校三年生です。今の学力だと、専門学校しか入れそうにありません。できれば浪人はしたくないのですが、先のことを考えたら、浪人してでも大学を目指すべきでしょうか？」というような相談を、何度かいただきました。

これについてのお答えは、准看護師学校についての話と大枠では同じなんですよね。つまり、可能であれば、大学に行くのがお勧めで、わざわざ選んで専門学校にする必要はありません。

ただ、准看護師学校とこの話の違いは、卒業後に手にする資格はどちらも看護師。短大との比較で言えば、修養年限も三年と同じで、基本的に大学への編入資格もありますからね。その差は准看護師学校か、三年課程かという話以上に小さいと考えます。

それでも私が、これから入るならできれば大学が良いよ、と勧めるのは、准看護師制度よりもおそらく長い経過ではあるけれど、専門学校は終わっていく制度だろう、と思うからです。

高校生の進路を決める際、学力、財力、自宅からの距離などの問題がなければ、まず大学が選ばれる世の中です。専門学校の主な役割は、すでに大学を出て、学歴にはこだわらない社会人学生の受け入れになりつつあります。

その点では、今は大学と専門学校は棲《す》み分けができているとも言え、思った以上に専門学校の人気は根強いと感じます。

ただ、どこまでそのニーズが続くかは不透明。当分専門学校の役割は終わりませんが、未来があるかと言えば、なかなか厳しいと思うんですよ。

◆看護師は学歴不問！

専門学校と大学の違いとして目に見えるのは、何よりもまず学費です。以下は、インターネットで調べた、二〇一三年時点の、入学金を含めた初年度納入金の状況です。ただし、この他にも学校によっては、寄付など、いろいろな負担がないとは限りません。あるいは逆に奨学金で負担が軽減される場合もあります。詳しいことは学校に問い合わせないとわからないので、その点はお含み置きください。

初年度納入金の金額だけを見ていくと、専門学校は、最も高い学校で約二〇〇万円。安い学校で約三〇万円。一方の大学は、最も安いのが国立大学で、約一〇〇万円。私立と公立では、一番高い学校が約二四〇万円。一番安い学校が約一四〇万円でした。

初年度納入金について言えば、大学並みの学費を取る専門学校もあるが、大学よりも安い専門学校もいまだ多い、ということです。さらに大学の修業年限が一年長いことを加味すれば、この差はさらに開くでしょう。

専門学校の初年度納入金は、国立や公立を中心に無料が珍しくなかった私の時代とは、比較にならないほど高くなっています。とはいえ、大学に比べて専門学校の価格帯が安いのは事実。何が何でも大学に行きなさいとまで言うか。……私は、そこまでの気持ちにはなりませんね。

選べるならば大学を勧める一方で、逆に身を削るような無理をしてまで大学にこだわる必要はない。これが私の考えです。その一番の理由は、看護師になってからの積み重ねによって、基礎教育をどこで受けたかの差は、限りなく薄まると思うからです。

私は看護専門学校で学んで看護師になってから、主に通信制の大学で学び、最終的に博士（看護学）の学位を取りました。こうして学び続けたことが、働き続ける力になったのは事実。けれども、私を作ってきたのは、何より、臨床で働き続けてきた二六年間の年月だとも思うんですね。

改めて言うのも野暮だけど、私は大した看護師じゃありません。でも、きれい事では済まない年月、看護師として働いてきました。看護師ってつらいなあ、と思うまで働いてきたのは確かです。

　だから私は、一緒に働く看護師の学歴なんて、どうでもいいと、心から思っています。その人の人生に興味があれば、学歴にも興味がわくでしょうが、少なくとも、看護師としての仕事ぶりを云々するために、学歴を問う気はありません。

　そもそも、大学と専門学校にどの程度の違いがあるのか、本当にわかる人は果たしているのでしょうか。なぜなら、三年課程で学ぶ機会は、誰もが一度だけ。専門学校と大学の両方を卒業した人はいないのです。そして、受けた教育に対しては、誰もが思い入れを持っています。冷静な議論はなかなか困難です。

　その上、日本は、入った学校で大きく進路が変わる学歴社会。私も含めて、多くの人がこの考え方から無縁ではありません。この考えをどこまで肯定するかは別として、影響を受けていることは、自覚した方が良いと思う。その上で、他人が受けた教育については、外野が決めつけない。可能性を閉ざさない配慮が必要です。

　これから看護師になろうとする人にとって、どの学校に入るかは未来に続く進路です。一方、すでに看護師になった人にとって、どの学校を出たかは、すでに終わった話。進路について考える時と、学歴について考える時とでは、自然にモードが切り替わります。だから、私は進路の相談には、躊躇《ちゆうちよ》なく可能な限り大学を勧め、すでに働く看護師に対しては、躊躇なく学歴不問！　と言うのです。

とはいえすべての看護師が私のように考えるとは限らず、学歴へのこだわりが強い人もいます。特に看護師になるための学校は、どのコースも、ハードな実習があり、人との接触が濃厚だから、思い出も濃厚。他の学校を出た人に比べて、思い入れも深いんですよ。

元々人間は、自分の生きてきた人生に多くの怒りや後悔を抱きながらも、人に否定されると、最悪の場合、マジギレする生き物です。これは何より、私自身がそうなのであり、似たような人もたくさん見てきたので、大外れはないでしょう。

看護学校の思い出は、まさにその典型。学生時代は、軍隊のような厳しさがあんなに嫌だったのに、それを他人から指摘されると、むかつくんだから、おかしなものです。だから、「大学は実習が少ないから、実践力が弱い」と思い込んでいる人や、「大学で看護学を学んだ看護師と、職業訓練として看護を学んだ専門学校卒の人は、伸び方が違う」と思い込んでいる人にも、その考えに至る、その人なりの歴史があるのでしょう。

私から見ると、それは個人差を超えるとも思えず、たとえあったとしても、働く中で解消していくのではないかと思うのですけれど。この考えにも、専門学校で学んだ私の歴史が反映していのでしょうから、何が正しいか争う気にはなれません。

以上、看護師になるためのコースを具体的にお話ししてきました。歯切れの悪い部分は、進路と学歴の問題を切り分けて語る難しさ、かな。

いろ~んなことがあっても、看護師は本当に良い仕事。多くの方に目指してもらいたいな、と心から願っています。

ちくまプリマー新書201

看護《かんご》師《し》という生《い》き方《かた》

二〇一三年九月十日　初版第一刷発行
二〇二一年二月十日　初版第八刷発行

著者　宮子あずさ（みやこ・あずさ）

装幀　クラフト・エヴィング商會
発行者　喜入冬子
発行所　株式会社筑摩書房
東京都台東区蔵前二-五-三　〒一一一-八七五五
電話番号　〇三-五六八七-二六〇一（代表）

印刷・製本　中央精版印刷株式会社

ISBN978-4-480-68904-7 C0295 Printed in Japan